令和4年版出題基準準拠

歯科衛生士国家試験

ポイントチェック ③

■ 歯科衛生士概論
■ 臨床歯科医学1
臨床歯科総論
歯・歯髄・歯周組織の疾患と治療
歯の欠損と治療

編
歯科衛生士
国家試験対策検討会

医歯薬出版株式会社

　本シリーズは1996年7月に『ポイントチェック歯科衛生士国家試験対策』として第1版を発刊してから版を重ね，2018年1月に第5版を発刊しました．そして新たに『歯科衛生士国家試験ポイントチェック　令和4年版出題基準準拠』と改称して皆様のお手元にお届けすることになりました．

　本書は，これまで，国家試験を解くための思考過程が自然と備わるように配慮されており，単に覚えているかいないかを判断する単純想起型の問題だけでなく，いわゆる状況設定問題として写真や図などによって，問題の内容からその解釈などを求めてくるような問題への対応までをカバーしています．歯科衛生士国家試験出題基準については，歯科医療チームとしての歯科医師国家試験の出題基準の方向性も加味して，原則として4年に一度の改定が実施されています．「令和4年版 歯科衛生士国家試験出題基準」は，第32回歯科衛生士国家試験（令和5年）から適用します．令和4年版出題基準は，「時代の要請に応える歯科衛生士を確保する観点から，下記の出題について更なる充実を図り，資質向上を促進していく必要がある」として6項目についての記載がなされています．

> (1) 高齢化等による疾病構造の変化に伴う歯科診療の変化に関連した，歯科衛生士として必要な高齢者や在宅・施設介護や病棟での対応に関する出題
> (2) 地域包括ケアシステムの推進や多職種連携等に関する出題
> (3) 口腔機能の維持・向上や摂食機能障害への対応に関する出題
> (4) 医療安全や職業倫理等に関する出題
> (5) 周術期等口腔機能管理に関する出題
> (6) 医療のグローバル化に伴い歯科衛生士としての国際貢献を踏まえた国際保健に関する出題

　なお，近年は災害時の対応も重要となっているが，出題に際しては，学校・養成所における教授内容を考慮する等の一定の配慮が必要である．その他，保健医療・介護の領域で歯科衛生士として必要不可欠な内容について出題する，と記載されています．

　歯科医療現場で中心的な役割が求められてくる歯科衛生士は国家試験の出題の分野も多岐にわたってきているのが現状です．

　本書を活用して効率よく国家試験対策を行い，所期の目的を達成してくれることを願っています．

2023年1月
歯科衛生士国家試験対策検討会

本書の特徴および利用方法

　本書は歯科衛生士国家試験の受験準備，ならびに校内試験対策や授業内容の整理のために
も利用できるように，各科目の内容を簡潔にまとめたものです．本書を効率よく利用してい
ただくために，以下に特徴と効果的な利用方法を列記します．

1. 各科目の要点──SECTION

① 各 SECTION は，"歯科衛生士国家試験出題基準（令和 4 年版）"の項目をすべて含み，
　　"歯科衛生学教育コア・カリキュラム─教育内容ガイドライン─ 改訂版"を加味してい
　　る．したがって，学校で学習する各科目の範囲全体もカバーしている．また，国家試
　　験に出題される分野を，むだなく系統的に学ぶことができる．
② 出題傾向や重要度を考え，各科目の重要語をカラーで表示してある．
③ 同義語は，適宜（　　　）内に示した．
④ 用語は，「歯科衛生学シリーズ」，文部科学省の「学術用語集」および学会の用語を総合
　　して統一するようにしてある．

■効果的な利用方法
　校内試験などの際，授業で学んだことを復習するのに役立ちます．また，短時間で全
体を把握するのにも適し，国家試験直前の勉強に活用できます．また，カラーで示され
た重要語を隠して暗記するのもよいでしょう．

2. 過去に出題された国家試験問題の収載

① 各 SECTION に関連する過去に出題された国家試験問題および解答を付した．
② なるべく直近の国家試験問題を収載した．

■効果的な利用方法
　空いているスペースを利用して，本書に収載されている以外の国家試験問題を自分で
付け加えていくことで，どこを重点的に学習すればよいかわかるでしょう．
　また，過去の国家試験問題の解説については，『徹底分析！年度別歯科衛生士国家試
験問題集』(医歯薬出版) を参照してください．

歯科衛生士国家試験ポイントチェック ③

歯科衛生士概論／臨床歯科医学1
令和4年版出題基準準拠
もくじ

Ⅰ 編　歯科衛生士概論

Ⅱ 編　臨床歯科総論

臨床歯科医学

Ⅵ編　歯の欠損と治療
臨床歯科医学

I 編

歯科衛生士概論

Ⅰ 健康と歯科衛生

1. 健康の考え方

世界保健機関(World Health Organization：WHO)は，**1946(昭和21)年に採択されたWHO憲章**序文のなかで，次のように述べている．

1) 健康の定義

健康は，単に病気がない，または病弱ではないということではなく，身体的，精神的，社会的なすべての面において満足のいく状態である．

2) 健康権

健康は，人間の基本的権利であり，到達可能な限りの高度な健康水準を達成することは，人種，宗教，政治理念，経済的，社会的状況に関わらず，すべての人間の基本的権利の1つである．

2. 健康づくりの方法および政策

1) プライマリヘルスケア

参加によって人々の健康を獲得していく方法である．WHOは，1978(昭和53)年，発展途上国向けの健康戦略として，**プライマリヘルスケアに関する「アルマ・アタ宣言」**を採択した．

2) ヘルスプロモーション

人びとが自らの健康をコントロールし，改善することができるようにするプロセスである．WHOは，1986(昭和61)年，先進国向けの健康戦略として，**ヘルスプロモーションに関する「オタワ憲章」**を採択した．

3) 健康日本21

2000(平成12)年より「21世紀における国民健康づくり運動(健康日本21)」が推進され，2002年，法的基盤として，健康増進法が制定された．

表1-1 21世紀における第2次国民健康づくり運動〔健康日本21(第2次)〕基本的な方針

1. 健康寿命の延伸と健康格差の縮小
2. 生活習慣病の発症予防と重症化予防の徹底〔非感染性疾患(Non-Communicable Diseases：NCDsの予防)〕
3. 社会生活を営むために必要な機能の維持および向上
4. 健康生活を支え，守るための社会環境の整備
5. 栄養，食生活，身体活動，運動，休養，飲酒，喫煙及び歯・口腔の健康に関する生活習慣及び社会環境の改善

そして，厚生労働省は，2011(平成23)年に「21世紀における国民健康づくり運動(健康日本21)」10年間の最終評価をとりまとめ，2013(平成25)年に結果を反映させた「21世紀における第2次国民健康づくり運動〔**健康日本21(第2次)**〕」を策定した(**表1-1**)．

3. 健康と歯科衛生との関わり

1) 健康日本21(第2次)

「5．栄養，食生活，身体活動，運動，休養，飲酒，喫煙及び歯・口腔の健康に関する生活習慣及び社会環境の改善」では，①口腔機能の維持・向上，②歯の喪失防止，③歯周病を有する者の割合の減少，④乳幼児・学齢期のう蝕のない者の増加，⑤過去1年間に歯科検診を受診した者の割合の増加，の5項目について，策定時の根拠となる調査結果と目標値を示している．

2) 歯科口腔保健の推進に関する法律

厚生労働省は，2011(平成23)年，歯科疾患の予防等による口腔の健康の保持推進に関する基本理念を定めた「歯科口腔保健の推進に関する法律」を制定した．

3) 口腔健康管理

歯科衛生士が行う「プロフェッショナルケア」において，口腔清掃を含めた口腔環境の改善

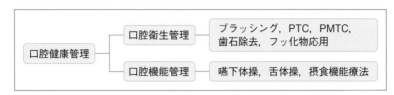

図1-1　口腔健康管理

等，口腔衛生に関わる行為を「**口腔衛生管理**」，口腔の機能の回復および維持・増進に関わる行為を「**口腔機能管理**」とし，この両者をあわせて「口腔健康管理」と定義している（**図1-1**）．

Ⅱ　歯科衛生士の歴史

1. 歯科衛生士の誕生

米国コネチカット州ブリッジポートのFones博士は，1906年，父親の診療室で仕事をしていたNewman夫人を訓練し，患者にOral prophylaxis（歯科予防処置）をさせた．これが歯科医師以外の者が患者にOral prophylaxisをした最初である．

そして，Fones博士は，1913年，歯科衛生士養成所を開設した．1914年，Newman夫人を含む27名が州の免許を取得した．これが，学校教育を受けたOral prophylaxisを専門職とする**Dental hygienistの誕生**である．

2. わが国の歴史

1) 歯科衛生士の制度化

1948（昭和23）年7月，歯科衛生士法が公布された．当時，戦後直後の日本は，口腔も含めて衛生状態が危機的状況にあり，前年の保健所法の全面改正により，保健所業務に歯科保健業務が組み込まれた．そして，保健所で歯科疾患の予防を行う職種として**歯科衛生士が制度化**され，第2条第1項に「**歯科予防処置**」を規定した．

2) 歯科衛生士法の改正と歯科衛生士の状況

歯科衛生士の状況は，歯科衛生士法の改正に伴い，変化してきた．

(1) 歯科診療の補助

1955（昭和30）年第2条第2項に，「**歯科診療の補助**」が業務に追加された．診療の補助，

歯科診療の補助は，保健師助産師看護師法の規定で，看護師の独占業務となっていた．しかし，歯科衛生士は，歯科診療の補助に関して十分にその能力を有するので，保健師助産師看護師法の規定に関わらず，行ってよいとされた．また，「歯科衛生士は，歯科における看護婦（現：看護師）と同様の職種」という趣旨から，第2条第1項の「**業とする者**」を「**業とする女子**」**に変更**した．そのため，男性歯科衛生士については「この法律規定を準用する」と附則に規定した．しかし，2014（平成26）年の改正で，この附則を削除し，**再び「業とする者」へ変更**された．

(2) 歯科保健指導

1989（平成元）年第2条第3項に「**歯科保健指導**」が業務として明示された．これまでにも，歯科衛生士は，歯科疾患を予防する歯科保健指導を行ってきたが，歯科衛生士法に明確な位置づけがなかった．これによって，さらなる歯科保健サービスの充実を図るために，歯科衛生士法へ明確な位置づけをした．

(3) 2014（平成26）年改正

2014（平成26）年改正，2015（平成27）年施行の内容は，先に述べた「**業とする女子**」から「**業とする者**」への変更の他に，第2条第1項「**歯科医師の直接の指導の下に**」が「直接の指導」までは要しないとして「**歯科医師の指導の下に**」となった．

Ⅲ　歯科衛生士の現状

1. 歯科衛生士免許の登録者数

2022（令和4）年3月31日現在の免許登録者数は306,443人である．第31回歯科衛生士国家試験合格者は7,087人であった．毎年約7,000人ずつ増加している．

2. 就業歯科衛生士数および就業状況

1) 就業歯科衛生士の報告

業務に従事する歯科衛生士が，歯科衛生士法第6条3項に基づき，2年ごとに業務従事者届をその就業地の都道府県知事に提出するが，それを厚生労働省が集計して，結果を衛生行政報告例で報告している．

2) 就業歯科衛生士の状況

2020（令和2）年現在の就業歯科衛生士数は142,760人，就業場所別の推移は，歯科診療所に勤務するものが約90％と最も多い．次いで病院が4.9％，市町村が1.4％であった．過去10年間ほぼ同じ傾向にある．年齢階級別の推移は，「25～29歳」から「45～49歳」まで概ね均等に分布している．過去10年間の推移では，2014年から減少していた「25～29歳」が増加，増加していた「30～34歳」が減少した．これは，結婚や出産の年齢が，上昇している影響が大きいと考えられている．そして，「50歳以上」は，全年齢階級のなかで最も割合が高く，2016年以降，同じ傾向にある．また，資格所得者の約50％は未就業者である．

3. 職能団体および学会

職能団体とは，専門職に従事する者が，自己の専門性の維持・向上，専門職としての待遇や利益を保持・改善するための組織である．歯科衛生士の職能団体は，公益社団法人日本歯科衛生士会である．

歯科衛生士は，エビデンスに基づいた歯科保健医療サービスを提供する必要があり，専門分野の基礎研究や応用研究が欠かせない．研究成果の発表は，主に学会で行われている．

4. 養成制度

1) 歯科衛生士学校養成所指定規則

歯科衛生士を養成するにあたり，文部科学省および厚生労働省が，歯科衛生士法（第12条）に基づき，公布した省令である．修業年限，教育内容等，指定基準が定められている．

2) 修業年限

1948（昭和23）年の歯科衛生士法制定の翌年から，歯科衛生士養成機関での教育が1年制で開始された．その後，1983（昭和58）年の改正で2年制以上，2005（平成17）年の一部改正で，すべての養成機関は5年の猶予をもって，2010（平成22）年4月に3年制以上となった．

Ⅳ 歯科衛生士法

1. 歯科衛生士法

1948（昭和23）年7月，歯科疾患の予防と口腔衛生の向上を図る目的で歯科衛生士法が公布された．歯科衛生士の責務を規定している．

2. 歯科衛生士免許

「歯科衛生士になろうとする者は，歯科衛生士国家試験に合格し，厚生労働大臣の歯科衛生士免許を受けなければならない」と歯科衛生士法第3条に規定している．歯科衛生士養成校を卒業し，歯科衛生士国家試験を受験，合格後に申請手続きをして歯科衛生士免許証を取得する．歯科衛生士免許は，1989（平成元）年に，都道府県知事免許から厚生労働大臣免許へ変わった．

3. 歯科衛生士の義務

1) 守秘義務

1989（平成元）年の改正より，歯科衛生士法第13条の六に規定された．歯科衛生士として業務上知り得た人の秘密は，歯科衛生士でなくなったとしても漏らしてはいけない．

2) 業務従事の届け出

歯科衛生士法第6条3項に規定している．業務に従事する歯科衛生士は，2年ごとに業務従事者届をその就業地の都道府県知事に提出する．

3) 業務記録の作成および保存

歯科衛生士法第18条に規定している．歯科衛生士が業務を行った場合には，その記録を作成して，3年間これを保管する．

SECTION 2

歯科衛生業務

歯科衛生士の業務は，歯科衛生士法第２条に規定している歯科予防処置，歯科診療の補助，歯科保健指導の３つである．この３つは切り分けて実施されるものではなく，一連の歯科衛生業務として，エビデンスに基づき行われる．

I　歯科予防処置

「一．歯牙露出面及び正常な歯茎の遊離縁下の付着物及び沈着物を機械的操作によって除去すること」

「二．歯牙及び口腔に対して薬物を塗布すること」

歯科予防処置とは，歯科疾患の予防を目的として，スケーリングや歯面研磨といった機械的操作，フッ化物歯面塗布や小窩裂溝填塞を行うことである．

II　歯科保健指導

「歯科衛生士の名称を用いて，歯科保健指導をなすことを業とすることができる」

歯科保健指導とは，健康の保持・増進，歯科疾患の予防を目的として，対象者に行う専門的な指導のことである．個々の人に対する個別の指導と，公衆衛生の場面で行う集団への指導がある．

III　歯科診療補助

「保健師助産師看護師法第31条第１項及び第32条の規定にかかわらず，歯科診療の補助をなすことを業とすることができる」

診療の補助行為は，保健師助産師看護師法に規定された看護師の独占業務であった．しかし，歯科での診療の補助に限り，保健師助産師看護師法の規定に関わらず，歯科衛生士が行えると歯科衛生士法に明記され，行えることになった．

歯科診療の補助とは，歯科衛生士の知識と技能の範囲で，歯科医師の指示のもとに行う相対的歯科医行為である．歯科医師が，歯科診療の補助行為を歯科衛生士に指示するときは，個々の患者の状況や歯科衛生士の力量を見定めたうえで行う必要がある．

国試に出題されています！

問　歯科衛生士業務の写真を示す．
歯科予防処置はどれか．１つ選べ．（第31回/2022年）

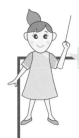
①

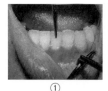
②

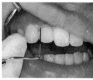
③

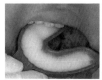
④

a. ①
b. ②
c. ③
d. ④

答　c

Ⅰ 歯科衛生業務を進めるための理論

1) 保健行動の理論

(1) 健康信念モデル

健康について，このままではよくないという危機感を認識したうえで，行動の有益性（プラス面）が障害性（マイナス面）よりも大きくなったとき，健康によい行動をとる可能性が高くなる（**図1-2**）．

(2) プリシード・プロシードモデル（MIDORIモデル）

グリーン（L.W. Green）とクルーター（M.W. Kreuter）によって開発された．プリシードとは，第1段階（社会診断）から第5段階（運営・政策診断）を示す．

プロシードは第6段階（実施）から第9段階（結果評価）を示す．健康教育の最終目標は，健康状態そのものではなくQOLとしている（**図1-3**）．

(3) 変化のステージモデル

人が行動を変える場合，「無関心期」→「関心期」→「準備期」→「行動期」→「維持期」の5つのステージを通ると考えられている．

(4) 自己効力感（セルフ・エフィカシー）

人がある行動を起こそうとするときに，自分がその行動をどの程度うまく行えそうかという自信のことで，「自分にはここまでできる」という思いが行動を引き起こすという考え方に基づいている．

「自分にはここまでできる」という自信を持つためには，4つの情報源，①自己の成功体験，②代理的経験，③言語的説得，④生理的・情動的状態，があると考えられている（**図1-4**）．

2) ヒューマンニーズ理論

(1) マズローの欲求階層理論

米国の心理学者Maslowは，「人間は自己実現に向かって絶えず成長する生き物である」として，人間の欲求である「生理的欲求」「安全の欲求」「所属と愛情の欲求」「承認の欲求」「自己実現の欲求」を5段階のピラミッド構造で理論化した（**図1-5**）．

(2) DarbyとWalshの歯科衛生ヒューマンニーズ概念モデル

歯科衛生に関連した対象者のニーズを把握する理論的枠組みである．それぞれの領域において，対象者の状態を客観的にみることができる．そして，8つの歯科衛生ニーズが満たされていない場合，対象者に歯科衛生上の問題があると考える（**図1-6**）．

Ⅱ 歯科衛生業務展開の過程

歯科衛生業務展開の過程は，6つの構成要素から成り立つ（**図1-7**）．

1. 情報収集

歯科衛生業務展開の最初に行う．記録物や医療面接を通じて対象者自身から収集する方法，観察や検査によって収集する方法がある．

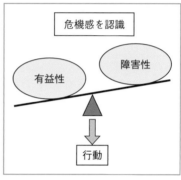

図1-2　健康信念モデル

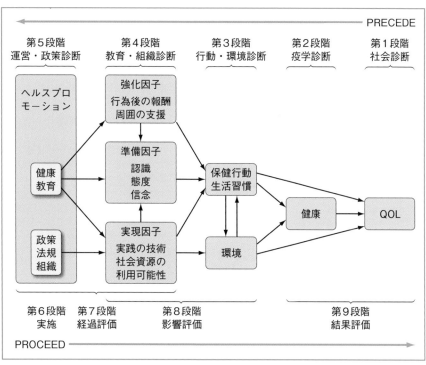

図1-3　プリシード・プロシードモデル（MIDORIモデル）

Ⅰ編

歯科衛生士概論

①自己の成功体験：自分で何かを達成，成功
　させた体験.
②代理的経験：自分以外の成功を観察した経
　験.
③言語的説得：自分に能力があることを言葉
　で繰り返し説得.
④生理的・情動的状態：行動から生理的状態
　や感情面が変化した状態.

図1-4　自己効力感（セルフ・エフィカシー）の情
　　　　報源

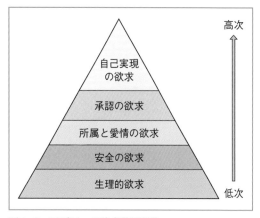

図1-5　マズローの欲求階層理論

1）情報の種類

(1) 主観的情報（Sデータ：Subjective data）

　対象者や付き添い者と医療面接を通して得られる情報である.

(2) 客観的情報（Oデータ：Objective data）

　対象者ではなく，医療従事者等，他者による観察や検査によって得られる情報である.

2）コミュニケーションスキル

　歯科衛生業務を展開する対象は人である. 対象者から情報収集をするうえで，対象者との信頼関係は大きく影響する. そのために，歯科衛生士はコミュニケーションスキルを習得するこ

とが必要となる.

2．問題の明確化

　得られた情報を解釈・分析して，対象者の抱える問題や原因を明確にする. そして，明確となった問題は，歯科衛生士が介入して解決できる問題かどうかを判断するために，歯科衛生診断を行う. 歯科衛生診断は，対象者が抱える歯

領域	歯科衛生ニーズ*	チェックポイント	歯科衛生ニーズの定義
【1】	Protection from health risk（健康上のリスクに対する防御）	身体の健康状態	歯科衛生介入をされる際の医科的禁忌を避けたい，健康上のリスクから守られたい．
【2】	Freedom from stress（不安やストレスからの解放）	介入への<u>不安</u>	歯科衛生介入等の際に，恐怖や感情面の苦痛がなく，安心したい．
【3】	Wholesome facial image（顔や口腔に関する全体的なイメージ）	審美的不満	自分の口，顔の形，息に満足したい．
【4】	Biologically sound dentition（生物学的に安定した歯，歯列）	硬組織の健康状態	歯，修復物，補綴装置が健全な状態で，有害な微生物から防護され，十分に機能（咀嚼・咬合）し，食事を適切にとり，栄養を得たい．
【5】	Skin and mucous membrane integrity of head and neck（頭頸部の皮膚，粘膜の安定）	軟組織の健康状態	頭頸部の皮膚や口腔粘膜，歯周組織等の粘膜が健全な状態で十分に機能（呼吸・飲食・発声）し，有害な微生物から防護され，有害物質や外傷に侵されず，適切な栄養を得たい．
【6】	Freedom from head and neck pain（頭頸部の疼痛からの解放）	疼痛や不快感	頭頸部における身体的不快感から逃れたい．
【7】	Conceptualization and problem solving（概念化と理解）	口腔健康管理の<u>知識</u>	自分の健康について，意思決定（判断・決定）できるように知識や概念を理解したい．
【8】	Responsibility for oral health（口腔の健康に関する責任）	口腔健康行動	自己の動機づけ，身体的能力，生活環境に応じて行う口腔保健行動に対しての責任を持ちたい．

＊歯科衛生ニーズの翻訳（カッコ内）
Darby ML, Walsh MM. Dental hygiene diagnoses：Their definitions, possible cause, defining characteristics, and intervention. In：Dental hygiene theory and practice, 3rd ed. Saunders, 2010, 357-9.

図1-6　DarbyとWalshの歯科衛生ヒューマンニーズ概念モデル

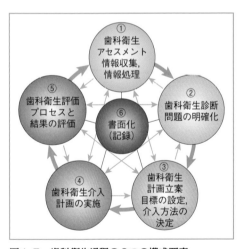

図1-7　歯科衛生過程の6つの構成要素

科衛生上の問題と原因を明確に表現するプロセスである．

3．計画立案

　対象者の抱える歯科衛生上の問題解決にむけて，目標を設定し，歯科衛生介入方法の計画を立てる．介入後，設定した目標に達成したかどうかを判定して，達成していなければ，計画の見直しや変更が必要となる．計画には，ケア計画，教育計画，観察計画がある．

4．実施

　立案した歯科衛生介入計画に従って，実施する．

5．評価

　歯科衛生士が介入後，設定した目標にどの程度到達したのか，たとえば「達成」「一部達成」「達成せず」の3段階で判定する．

6．記録

　歯科衛生業務展開の過程は，すべてのプロセ

スを書面化する．記録に残すことで，プロセスを振り返って，歯科衛生介入の質の保証と向上につなげる．また，対象者や他職種に，歯科衛生業務の展開を明示して，情報提供することができる．

1) 業務記録

歯科衛生介入後に，歯科衛生士が実施した業務内容を記録したものである．業務記録の書式の1つに，POS (Problem Oriented System：問題志向型システム) を活用したPOMR (問題志向型診療録) で用いるSOAPがある．

S (Subjective data) 主観的情報

O (Objective data) 客観的情報

A (Assessment) アセスメント

P (Plan) プラン

2) 情報提供文書

歯科診療報酬で，患者への文書提供が算定要件となる項目について発行される，患者交付文書である．

「歯科衛生実地指導料」の算定要件として患者交付文書の複写の添付が要求されているので，患者交付文書に記載が必要な内容を，歯科衛生士業務記録に書く必要がある．

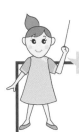

国試に出題されています！

問　歯科衛生士の業務記録の一次利用で正しいのはどれか．2つ選べ．(第29回/2020年)

a. 経営戦略の立案

b. 継続的な指導管理

c. 患者対照研究の実施

d. 他職種との情報共有

答　b, d

Ⅰ　医の倫理

1. 医療における人権

　患者の人権の代表的なものが，自己決定権である．自己決定権とは，自分のことは自分で決める権利である．したがって，医療の場でも，患者等の自己決定権が最大限尊重されなければならない．これは，患者に判断能力がある限り，本人の同意がなければ，治療等は正当化されない，ということである．

　従来の医療者のパターナリズムによる「医師中心の医療」から，自己決定権を最大限尊重する「患者中心の医療」へ移行している．パターナリズムとは，「医師は患者に対してわが子に接するかのように深い思いやりをもって接するべきである」という考え方である．この態度の問題点は，医師が医師自身の判断だけで行うことにある．医療者は患者の知る権利を擁護するために，十分な情報を得る機会や決定する機会を保障するように努めることが大切である．患者の「自己決定権」は医師の説明や助言を受けて，医療行為を承諾，選択，拒否する権利である．

　また，患者にとってプライバシーの保護は重要である．守秘義務（業務上知りえた患者の秘密を守ること）は，「ヒポクラテスの誓い」以来の医療者の義務である．この義務がなければ，患者は安心して治療を受けることができない．

2. 医療倫理にかかわる規範

①日本国憲法：この憲法の第13条，第25条の理念に基づき医療がある．
②職業倫理：ヒポクラテスの誓い，ジュネーブ宣言，国際医の倫理綱領
③ヒトを対象とする医学研究の倫理：ニュルンベルグ綱領，ヘルシンキ宣言
④患者の権利：リスボン宣言

3. 国際的な医に関する倫理規範のポイント

1) ヒポクラテスの誓い（古代ギリシャ）
①患者への献身
②人命の尊重
③守秘義務

2) ジュネーブ宣言＜現代版ヒポクラテスの誓い＞
①人類への奉仕
②患者の健康を第一の関心事
③差別のない医療
④医学知識の乱用禁止

3) ヘルシンキ宣言＜ヒトを対象とする医学研究の倫理原則＞
①医学研究者への倫理規範
②被験者の福利と権利を医学的・社会的利益より優先
③被験者のプライバシーへの配慮
④倫理委員会の審査
⑤治療と結びついた医学研究での原則

4) リスボン宣言
①良質の医療を受ける権利
②選択の自由の権利：セカンドオピニオンの根拠
③自己決定の権利：インフォームド・コンセントの根拠（意識のない患者・法的無能力の患者への対応，患者の意思に反する処置）
④情報を得る権利
⑤機密保持を得る権利
⑥健康教育を受ける権利
⑦尊厳を得る権利
⑧宗教的支援を受ける権利

Ⅱ　患者・家族との関係

1. 患者の権利

　医療や生命にかかわる倫理的問題について検

討する際に何よりも重要なことは，人権の尊重である．患者の権利と自己決定権については，「患者の権利に関するリスボン宣言」が重要である．医療の倫理的問題について検討し，解決へと導くために医療倫理4原則をはじめとし，さまざまな方法が提唱されている．この4原則は，検討する際の枠組みとしては有効であり，よく知られている．

1) 医療倫理の4原則（ビーチャムとチルドレスによる）

（1）自律尊重原則

患者が自分の病気についてよく知り，どんな治療やケアが望ましいかを自分で判断する自律性を尊重すべきだという原則．

（2）無危害原則

患者にとって危害となるようなことはすべきでないという原則．

（3）恩恵原則（仁恵原則，善行原則）

患者にとって恩恵となることはするべきだという原則．

医療処置がもたらす危害と恩恵を秤（はかり）にかけて，危害が大きいなら実行すべきではなく，恩恵が大きいなら実行するべきだということである．

（4）正義原則

公平に提供するには，医療をどのような基準で評価するのかが問題となり，そこで，重要になるのが公正である．

2. インフォームド・コンセント

インフォームド・コンセント（Informed consent）とは，説明（informed）に基づく同意（consent）である．医療者から医療行為の説明を受けたうえで，自由な意思に基づき，医療行為に，同意あるいは拒否することができる，という患者の「自己決定権」を意味する．

インフォームド・コンセントが成立するには，以下の4つの要件を満たす必要がある．

（1）患者の同意能力

同意能力とは，受けた説明を理解し，そのうえで医療を受けるかどうかを自己の価値観に照らし合わせて，理性的に判断できる能力である．

（2）患者への十分な説明

患者にその病状を説明し，それに応じた検査や治療について，利点だけではなく予期される望ましくない結果や代替方法についても十分な情報を提供する．どの患者に対しても同じように説明するのではなく，その患者が理解できるように，ていねいに専門用語を用いず説明する等の努力が必要である．

（3）患者による説明の理解

患者が判断し，自己決定を行うためには，医療者から受けた説明を理解することが必要である．

（4）患者の自発的な同意

患者の同意は正しく説明を受けたうえで，他者から強制されることなく，患者みずからが進んで行うものでなければならない．

すなわち，インフォームド・コンセントとは，同意能力のある患者に対し，これから行おうとしている医療について十分な説明を行い，対象者がその説明を十分に理解したうえで，自発的意思によりその医療に同意することである．

なお，患者が小さな子どもや成人であっても十分な判断能力がない場合には，親権者ないしは判断能力のある家族から同意を得るとともに，患者本人にも説明して，理解を得る（**インフォームド・アセント**という）ように努めなければならない．

Ⅲ 歯科衛生士の倫理綱領

1. 歯科衛生士の倫理綱領

わが国では日本歯科衛生士会が2019（令和元）年に制定した「歯科衛生士の倫理綱領」が代表的なものであり，業務実践の行動指針として策定したと明記されている．

この倫理綱領は，国際歯科衛生士連盟倫理綱領（2004年7月，スペイン・トレドで開催された代表者会議において採択）を基礎とし，その基本姿勢と価値観を共有している．また，多職種連携における倫理的課題を視野に入れ，共有できる指針となるよう配慮している．

さらに，倫理綱領は，現実の歯科衛生業務に

適用されてはじめて，生きた文書としての意味をもち，歯科衛生士の基礎教育において，また，卒後の職業生活のあらゆる場面において，自己の実践を振り返る基準として深く理解し，身につけていくことが期待されるとされている．

　この倫理綱領は，「前文」「条文」および「解説」から成り立っており，16の項目は，歯科衛生業務の遂行に際し，「守るべき価値と義務」(1～6)，「求められる努力」(7～12)，「基礎となる心身の健康と道徳的意識および組織的取り組み」(13～16)の3つの要素で構成されている．

2．研究倫理指針

　歯科衛生士も医療職種の一員であり，医師・歯科医師と同様に倫理指針を遵守する必要がある．前述した医の倫理のみならず，政府が示した「医学研究に関する倫理指針」や「個人情報の保護」についても十分配慮が必要である．

1）人を対象とする生命科学・医学系研究に関する倫理指針〔2022（令和4）年最終改正〕

　この指針は，人を対象とする生命科学・医学系研究に携わるすべての関係者が遵守すべき事項を定めることにより，人間の尊厳および人権が守られ，研究の適正な推進がはかられるようにすることを目的とされている．すべての関係者は，ここに掲げられた事項を基本方針としてこの指針を遵守し，研究を進めなければならない，とされている．

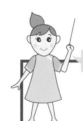

国試に出題されています！

問　医療倫理の4つの原則でないのはどれか．（第27回/2018年）

a．正義
b．共感
c．無危害
d．自律の尊重

答　b

SECTION 5

医療安全管理

Ⅰ　医療事故の防止

1. 医療危機管理＜リスクマネージメント＞

　リスクマネージメントとは「リスク」と「マネージメント」という言葉から成り立っている.

　「リスク」は一般的に「危険性」を意味する言葉として使用される場合が多いが,「リスク」には「不確かなこと」という意味が含まれている. リスクとは, 不確かなことがどの程度影響を与えるかということであり, 良くも悪くも結果は不確かであるため, その可能性の両方がリスクということになり, リスク自体が特定されていても, それに対する対応方法や, 環境等により結果が変わる可能性もある.

　「マネージメント」という言葉には,「経営」や「管理」等の意味が含まれている. マネージメントとは組織での生産性を高めるために管理していくことを意味する.

　したがって, リスクはこれから起こるかもしれない不確かなことであり, その対応によって結果が変わる可能性がある. そのリスクを, 事前に予測し, 良い結果をもたらすようにする, または, そのリスクによる被害を最小限にとどめるよう対応策を検討し管理することがリスクマネージメントである.

　医療の現場におけるリスクマネージメントは, しばしば「医療安全」「医療安全管理」という言葉を用いることがある. リスクマネージメントの目的は, 事故防止活動を通して, 組織の損失を最小限に抑え,「医療の質を保証すること」とされている.

　歯科医療の現場では, 対象となる人の感染症の有無を把握しているとは限らず, 全身疾患や服薬等の影響で易感染状態の人も来院する.

　また, 歯科治療では, 外科処置や歯内療法, スケーリング等の観血処置が日常的に行われ, 血液や唾液によって汚染されることも多く, 感染リスクの高い環境で日々業務を行っている. 感染のリスクは, 治療内容によって高リスクから最小リスクに分けられ, それぞれに合った対策をとる. また, 患者の全身疾患や服薬により易感染状態であれば, 感染リスクは高くなるため, 状況に応じた対策を行うことが必要である. 使用した器材の処理も使用目的と部位に対する感染リスクに応じて滅菌・消毒・洗浄を適切に行うことが重要である.

2. ヒヤリハット・アクシデント

　医療事故とは, 医療にかかわる場所で医療の全過程で発生するすべての人身事故をいう. 医療従事者が被害者の場合や, 廊下で転倒する等, 医療行為とは直接関係しないものも含む. **アクシデント**は, 医療事故と同義で用いられることが多い. ヒヤリハットは, 日常業務を行っているときに予期しないことが起こり, 危うく事故になりそうだったが事故に至らなかった事象に対して使用される. **インシデント**は, 事故は起こったが人に危害が及んでいないものも含めたものをさすが, ヒヤリハットとして使用される場合もある.

　また, 医療過誤とは, 医療事故であって, 医療者が, 医療を行っているときに, 過失が認められるものをさす. 2014(平成26)年の医療法改正により規定された. 死亡事故が発生した場合には, 医療施設の管理者は医療事故調査・支援センターに報告しなければならないこととなった.

　ハインリッヒは労働災害事故の研究を通じ,「1件の重大な事故の背景には, 29の軽微な事故と, 300の傷害には至らなかった事故(インシデント)がある」(**ハインリッヒの法則**)と述べている. これは, インシデントを減少させるこ

表1-2 スタンダードプレコーションの具体的対策[7]

状況	対策
血液・体液・排泄物などに触れる可能性のあるとき	グローブを着用し，外した後はただちに手洗いする．
血液・体液・排泄物などが飛び散る可能性のあるとき	グローブ，プラスチックエプロン，サージカルマスク，ゴーグルを使用する．
血液・体液・排泄物などが床にこぼれたとき	グローブ，プラスチックエプロンを着用し，次亜塩素酸ナトリウム処理を行う．
感染性廃棄物を取り扱うとき	バイオハザードマークを使用し，分別・保管・運搬・処理を行う．
針を使用したとき	リキャップをせず，針捨てボックスに直接廃棄する．

とができれば，重大事故を減らし，未然に防ぐことができるといえる．歯科衛生士は医療現場で，重大事故になる前にインシデントの段階で防ぎ，未然にリスクを察知してみずから安全な行動をとることが大切である．

Ⅱ 感染予防対策

医療の安全では，感染予防対策は最も重要な領域の1つである．この分野では，感染予防に関するガイドラインを作成する等の取り組みが行われている．多くの医療事故と同様，医療関連感染の原因は組織のシステムによるところが大きい．

米国疾病予防管理センター（CDC）や厚生労働省等が感染予防対策についての指針を出し対策を行っている．医療法では，①感染予防対策について院内感染対策指針を策定すること，②具体的なマニュアルの作成と点検，見直しを行うこと，とされている．

1. 標準予防対策＜スタンダードプレコーション＞

標準予防対策（スタンダードプレコーション，standard precaution）と感染経路別予防策を実施することが，感染予防対策の基本となっている．これは，「病院における隔離予防策のためのガイドライン（CDC 1996）」により提唱され，医療者の間の感染性微生物感染の予防を目的としている．

「すべての患者を潜在的感染源とみなし，血液，唾液，口腔粘膜に接触したものを感染性物質とみなして対処する」という考え方でつくら

れている．スタンダードプレコーションでは，患者の血液や体液，排泄物等に触れるときやその可能性がある場合には，グローブ，マスク，ゴーグルを着用し，手洗いを徹底するとしている．また，感染症がある患者や感染症の疑いがある場合には，スタンダードプレコーションに加えて，感染経路別予防策を行うことが必要である．標準予防策対策の具体的対策を**表1-2**に示す．

2. 医療における廃棄物の取り扱い

「医療廃棄物」とは医療関係機関で医療行為に伴って排出される廃棄物をいう．

1）医療廃棄物の分類

医療廃棄物には，大きく分けて「産業廃棄物」として扱われるものと，「一般廃棄物」として扱われるものの2種類がある．

（1）感染性廃棄物と非感染性廃棄物の区分

医療廃棄物では，産業廃棄物と一般廃棄物の分類に加えて，「感染性廃棄物」，「非感染性廃棄物」の区分も行う．

感染性廃棄物とは，医療廃棄物のなかでも人が感染，また感染する可能性のある病原体が含まれていたり付着していたりするもの，もしくは，そのおそれがあるもののことである．それ以外のものは，非感染性廃棄物となる．

感染性廃棄物か非感染性廃棄物かの区別は，「形状」「排出場所」「感染症の種類」の3つの観点から判断する．

①形状

下記のうち，1つでも該当するものがあれば感染性廃棄物となる．

ⅰ．血液，血清，血漿および体液

ii．病原微生物に関する試験や検査等で用いた
　　器具

iii．メスや破損したガラスくず等，血液等がつ
　　いた鋭利なもの

　形状が医療廃棄物に該当しない場合でも，排
出場所を確認する必要がある．

②排出場所

　「手術室，外来診療室および検査室で使用さ
れたもの」か否かを確認する必要がある．たと
え形状で該当していなくても，この排出場所に
該当している場合は感染性廃棄物として扱う．

③感染症の種類

　感染症法で規定された疾病の治療，検査等に
使用された医療廃棄物が感染性廃棄物となる．

　以上の3つの観点すべてに該当するものがな
かった医療廃棄物は非感染性廃棄物として扱う
ことになる．

■医療廃棄物の具体例

●産業廃棄物

　血液，アルコール，エックス線写真定着・現
像廃液，エックス線フィルム，注射針，アンプ
ル，石膏，印象材，ゴム類，金属ワイヤ，等

●一般廃棄物

　紙くず類，ガーゼ，脱脂綿類等の繊維くず，
等

2）医療廃棄物の処理手順

　医療関係機関等から出る廃棄物は，医療機関
がみずからの責任で適正に管理して処理する
か，許可を受けた産業廃棄物処理業者に処理を
委託しなければならない．医療関係機関の場
合，外部に委託が一般的であるが，委託の際に
も細かなルールが定められている．

　感染性廃棄物を施設内で保管する際には，バ
イオハザードマークがついた損傷しにくい密閉
容器で管理し，内容物を明記する．感染性廃棄
物は3種類に分別し，それぞれのバイオハザー
ドマーク（**図1-8**）のついた容器に保管後，産
業廃棄物処理業者に処理を委託する．

　産業廃棄物処理業者に委託する場合は産業廃
棄物管理票（マニフェスト）を交付し，医療機関
みずからの責任で収集運搬から中間処理・最終
処分までを管理する．このマニフェストの返送
をもって，排出した医療廃棄物が正しく処理さ

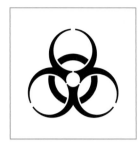

図1-8　バイオハザードマーク
赤色…液状または泥状のもの（血液等）
橙色…固形状のもの（血液の付着したガーゼ等）
黄色…鋭利なもの（注射針，メス等）

れたことを確認しなければならない．この仕組
みのことを「マニフェスト制度」とよぶ．

Ⅲ　歯科衛生士の役割

　歯科衛生士の業務では，血液や唾液に触れ，
鋭利な器具を取り扱う機会も多いため，針刺し
事故や切創等の危険が常にある．そのため，感
染予防対策を実施することが重要である．感染
予防対策は科学的根拠に基づいて実施されなけ
ればならない．

　医療法等で，歯科診療所にも安全管理体制の
確保が義務づけられている．これにより医療安
全管理者および医療機器安全管理者の配置が義
務づけられ，医師，歯科医師，薬剤師，看護師
らとともに，歯科衛生士が明記され，医療安全
面でも重要な役割を担う．そのため，歯科衛生
士は，安全管理や感染予防に関する知識や技
術，マネージメント能力が必要である．

　また，歯科衛生士の活躍の場は，歯科診療室
だけではなく施設や在宅等へ広がり，常に対象
者の安全を第一に考え行動することが求められ
る．これに伴い，多職種と連携・協働し，組織
としてシステム構築し，情報共有し安全管理に
取り組んでいくことが求められる．

I 歯科衛生士の専門性 〈プロフェッショナリズム〉

医療職はプロフェッションの1つといわれる．プロフェッションは，しばしば専門職と訳される．

本来の意味でのプロフェッションとは，①人々にとって重要な利益(医療の場合は人々の健康と生命)にかかわり，②人々のそうした利益を守るために高度に専門的な知識と技能が必要とされ，③したがって，社会はそれらの知識や技能の教育・修得・使用等についてその職業集団の自己規律に委ねることになり，そのために，④その職業集団がそれらの知識や技能を決して乱用せず，それらを必要とする人々のためにのみ用いることを，みずから社会に向かって「公言する」，そういう高度専門職を意味する．プロフェッショナルとは，このような職業集団の一員を意味し，プロフェッショナルに必要な知識，技能および態度を総称して**プロフェッショナリズム**という．

医療職のなかでも今までは，医師・歯科医師に対してのみプロフェッションという概念が使われてきたが，今後は，歯科衛生士も自律性をもった専門職として，地域保健医療に参画していく必要があろう．

II 歯科衛生活動の場

歯科衛生士の活躍の場は，歯科と医療保健福祉の他職種との連携が進むなかで，大きく広がっている．**表1-3**に，この20年間の衛生行政報告例での歯科衛生士の就業場所の推移を示す．

2020(令和2)年の就業場所で，最も多いのは診療所で129,758人(90.9%)，次いで病院の7,029人(4.9%)で，3番目には介護保険施設等(介護老人保健施設・介護医療院・指定介護老人福祉施設(特別養護老人ホーム)・居宅介護支援事業所・その他の合計)の1,258人(0.9%)である．この20年間の推移をみると，介護保険施設等で大きく伸びており，この分野での活動が期待されていると思われる．さらに，病院での歯科が増加していないなかで，就労者が増加しているのも，医科歯科連携にかかわる業務の増大によるものと思われる．

以下に，歯科衛生士の活躍の事例を示す．

表1-3 就業場所別歯科衛生士数の推移

	総数	保健所[1]	市町村	病院	診療所	介護保険施設等[2]	事業所	学校又は養成所	その他
2000(平成12)年	67,376	634	1,481	3,604	60,428	27	204	574	424
2010(平成22)年	103,180	615	1,978	4,818	93,824	244	488	749	464
2020(令和2)年	142,760	741	2,060	7,029	129,758	1,258	301	1,006	607

1) 保健所に，2020年は都道府県就業者を含む．
2) 介護保険等施設には，介護老人保健施設・介護医療院・指定介護老人福祉施設(特別養護老人ホーム)・居宅介護支援事業所・その他を含む．なお，2000，2010年は，介護老人保健施設のみの記載である．

(衛生行政報告例をもとに作表)

(1) 周術期等の口腔機能管理の担い手として

「周術期等口腔機能管理」とは，手術の前後等の「いわゆる周術期」に口腔ケアを実施し，合併症を予防することである．口腔内には多くの細菌が存在し，それが肺や血中に入ることで肺炎や感染等の重篤な合併症につながる可能性がある．これを予防するために行う．

全身の治療前から十分な口腔ケアを行い，手術時に良好な口腔内を保ち，術後に口が原因の感染を生じにくい状態に整えておくことが大切であり，歯科衛生士の重要な活躍の場となっている．このために，病院勤務の歯科衛生士が増加したといわれている．

(2) 地域包括ケアシステムでの歯科衛生士

歯科衛生士は，保健・医療・介護・福祉サービスをシームレスに提供する地域包括ケアシステムの一翼を担うため，外来診療だけでなく，成人，高齢者や要介護者の口腔衛生指導，入院患者や施設入所者，在宅療養者の専門的口腔ケアまで地域に密着した活動を行っている．

地域ケア個別会議に専門職としての歯科衛生士および歯科訪問診療，居宅療養管理指導担当者として参加し，口腔に関する問題や認知症患者の口腔管理の問題点等，情報提供する．会議では多職種間での情報共有や地域からの意見により，多方面での支援により在宅生活を支えようという意識のもとに，サービスが計画されている．

(3) 災害時における歯科衛生士の具体的な活動

2011年の東日本大震災，2016年の熊本地震等での，災害時の歯科・口腔ケアについて，被災地における歯科衛生士の活動等が注目されている．

平成25年には日本歯科衛生士会が「災害支援活動歯科衛生士実践マニュアル」を発行している．

災害時に歯科衛生士が活躍する場はさまざまで，①歯科医師，歯科衛生士，歯科技工士のチームによる歯科救護活動，②相談窓口の設置，緊急歯科治療の補助，義歯の作製や調整の補助，医療機関との連携や調整等，③避難所や仮設住宅等での歯科相談，口腔衛生指導，口腔機能(食べる，話す等)訓練，義歯の清掃や管理方法の指導，④口腔ケア用品等の配布・点検・整備，⑤口腔乾燥・口内炎・口臭・口内トラブルへの対処，⑥地域歯科や医療機関との連絡調整，他の医療職との連携協働，⑦災害歯科保健・医療・福祉・介護へのコーディネート，⑧福祉避難所・介護施設・障がい者施設等における個別指導，⑨保育所・幼稚園・学校等における集団・個別指導等，多岐にわたる．

被災地では，基本的には歯科衛生士が一人で活動する場はほとんどなく，他職種を含め，複数での活動が想定されている．具体的な活動例としては，歯科医師1～2名，歯科衛生士3～4名の合同支援チームとして歯科医療救護班，口腔ケア班等が編成され組織的に活動する場合や，地元の歯科医師会や県の歯科医師会，大学の歯科医療チーム内の歯科衛生士として派遣される場合，または，ボランティアチームに所属して活動する場合の例としてはJRS(歯科医師や歯科衛生士だけではなく，医師，看護師，言語聴覚士，管理栄養士等のさまざまな職種が連携した巡回療養支援隊)等がある．

Ⅲ　多職種連携

超高齢社会の到来や保健医療を取り巻く環境・疾病構造の変化に伴い，医療・福祉においても個別の領域だけの対応では，かなり困難となってきている．

保健医療そして施設や在宅でのケア・介護，看取り等を含めた福祉全体のあり方が根本から問われている．従来の歯科医療は，口腔に問題を抱えているが全身的には元気で，歯科診療所に自分で来られる人の診療が通常であった．しかし，今日この医療モデルは大きな転換を迫られている．さまざまな健康問題を抱えた高齢者・障害児者の治療に際して，医療関係者のみならず福祉関係者も含めた多職種と連携して対応していくことが求められる．

多職種連携は病院内の組織としてかなりのスピードで広がっており，NST(栄養サポートチーム)では，医師・看護師・薬剤師・管理栄養士の他に，歯科衛生士も加わって大きな成果をあげている．また，在宅療養をみると，歯科

衛生士のかかわりは，歯科保健医療を提供するうえでは，非常に重要である．そして，「食べる」ということを考えるときに医師，看護師だけではなく，薬剤師や管理栄養士との連携も，そして介護福祉士をはじめとする介護職種との連携・協力も非常に重要になる．病院歯科衛生士から，地域の歯科診療所の歯科衛生士への情報伝達，またその逆も重要になる．

　そして，歯科診療所の歯科衛生士にも在宅歯科診療や訪問歯科保健指導をはじめとして，地域活動との連携が求められるようになってきている．地域歯科保健活動の展開には，他職種との連携は不可欠で，それぞれの専門性をよく理解し，職種の特性を最大限に発揮できるような努力が必要である．

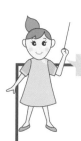

国試に出題されています！

問　歯科診療所でのインシデント報告の目的はどれか．2つ選べ．（第31回/2022年）

a. 再発防止
b. 原因の究明
c. 責任の追及
d. 地域への貢献

答　a, b

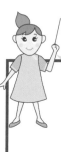

国試に出題されています！

問　歯科医院の感染性廃棄物容器表示を図に示す．
血液の付いたガーゼを廃棄する容器に用いる表示の色はどれか．1つ選べ．（第29回/2020年）

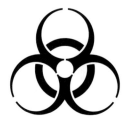

a. 青
b. 赤
c. 黄
d. 橙

答　d

II 編

臨床歯科医学

臨床歯科総論

全身疾患と歯科治療

Ⅰ 医療情報の収集

安全で快適な歯科治療を実施するためには，患者の全身状態についての十分な情報収集と，適切な情報評価を行うことが重要である．病歴収集には，診察時に患者から直接聴取する問診と，診察前に患者本人や家族に記入をしてもらう問診票（健康調査票）がある．

1. 医療面接

医療面接とは診断・治療のために病歴を聴取する問診に留まらず，医療者と患者が良好な関係を築きながら，双方向にコミュニケーションを行い，一緒に問題点について考えていく一連の過程である．特に医療者が患者の話を**傾聴**（共感と肯定的感心をもって話に耳を傾けること）することを通して患者を受容することが大事である．

医療面接の目的は，①情報収集，②ラポール（良好な関係性）の確立・信頼関係の樹立，③患者教育・治療の動機づけである．医療情報としては**主訴，現病歴，既往歴，家族歴**等を聴取する．

1）病歴の項目
①**主　訴**：患者が最も問題にして困っていること．患者の希望ではない．
②**現病歴**：主訴に対する症状の発生と経過．
③**既往歴**：主訴以外の過去における疾患，服用している薬，歯科的既往歴等．
④**家族歴**：遺伝性の疾患である可能性や家族的な疾病の傾向．

2）質問の方法
①**開かれた質問**：質問された者が自由に答えることのできる質問法．（例）どのような症状ですか？等．医療面接では「開かれた質問」の後，患者の話を傾聴することで，医療者が患

者を尊重している態度を非言語的に伝えられ，患者は満足感が得られる利点がある．
②**閉じた質問**：質問された者が「はい」「いいえ」で答えることができる質問法．

医療面接では，患者への**共感的態度**，励ましと支援の姿勢を明確にした対応が重要である．

2. 照会状〈診療情報提供書〉

照会状とは，業務上で発生した疑問や不明点を文書で問い合わせる書類をいう．医療における照会は，他科の医師から主治医に患者の状態や治療状況を確認したいときに送る．処置を安全に行うために，加療中の診断（疾患）名，病状，検査成績や投薬内容等を照会（対診）し，実施可能な歯科治療の程度，診療内容等を検討することが大切である．

Ⅱ 全身疾患の把握

全身疾患を有する患者の治療に際しては，全身疾患本態から生じる問題と，疾患に対する治療（服薬等）によって起こる問題への対応を別に考える必要がある．その評価には，注意深い診察と医療面接，歯科医療従事者の疾病に対する医学的知識，医科担当医・専門医との連携が不可欠である．歯科治療中の患者の全身状態の把握には，モニタ装着によるバイタルサインの観察が最も有用であり，安全な医療の第一歩となる．

1. 主な全身疾患

歯科治療を行うにあたり注意すべき代表的な全身疾患を**表2-1**に示す．

2. 偶発症の予防

歯科治療が全身偶発症に結びつきやすい要因

表2-1　歯科治療を行うにあたり注意すべき全身疾患

疾患の種類	病名
代謝・内分泌疾患	糖尿病，骨粗鬆症，甲状腺疾患
消化器疾患	胃食道逆流症〈GERD〉，消化性潰瘍，肝炎・肝硬変
循環器疾患	心疾患・不整脈，高血圧・低血圧
血液疾患	貧血，白血病，血友病
呼吸器疾患	肺炎・呼吸器感染症，気管支喘息，慢性閉塞性肺疾患〈COPD〉
腎・泌尿器疾患	慢性腎臓病〈CKD〉，腎不全
免疫・アレルギー疾患	アレルギー疾患，自己免疫疾患
感染症	ウイルス性肝炎，AIDS
神経・運動器疾患	脳血管疾患，てんかん，神経難病
精神疾患	認知症，心身症・神経症，うつ病，統合失調症，神経発達症群
がん	
産科・婦人科疾患	更年期障害

Ⅱ編　臨床歯科総論

として，①治療部位が痛みに敏感な部位（歯・歯周組織）であること，②局所麻酔の使用頻度が高い，③ストレスによる全身疾患の悪化等があげられる．

　歯科治療の際に起こりうる全身疾患に起因するトラブルを未然に防ぎ，また的確な対処ができるよう，医学的知識および全身疾患の管理法を身につけ，今後一層，安全で快適な歯科医療を心がけるべきである．

3. バイタルサインとモニタリング

　バイタルサイン（生命徴候）は，一般的には**呼吸・脈拍・血圧・体温**をさすが，患者の容態急変時には**意識レベル**の確認が優先される．

　歯科治療の際に有用なモニタとしては，血圧測定，心電図モニタ，**パルスオキシメータ**があげられる．モニタリングは，患者の現在の状態を把握し，今後の変化を推測するために行われ，それによって得られる情報は全身の異常に対する鑑別診断に役立つ．

4. 高齢者の既往歴・合併症の評価

　高齢者では，若年者に比して糖尿病，高血圧，慢性心疾患，慢性閉塞性肺疾患，慢性腎臓病，脳梗塞の既往等の合併頻度が高い．

1）高齢者医療の特徴

①複数の疾患を有する．
②**老年症候群**＊が増加する．

③認知機能等，生活機能が低下しやすい．
④症状が非定型的である．
⑤薬物に対する反応性が異なる．

＊老年症候群：高齢者にありふれた，非常に多岐にわたる心身の諸症状・兆候（難聴，頻尿，便秘，尿失禁，認知症，不眠，うつ，等）の総称である．日常生活の自立を妨げることが多く，医学的介入と同時に介護・ケアが必要となることが多い．

2）高齢者の歯科医療

　高齢者の治療にあたっては，既往歴の把握だけでなく，精神・心理的問題や家庭・社会的問題についての総合的な考慮が重要となる．そのため医療面接では生活機能障害，かかりつけ医や要介護状態の有無等についても情報収集する．特に認知機能低下，難聴等が治療を困難とする要因となる場合があるため，慎重な病歴聴取が必要であり，同伴した家族や付き添いからの情報も重要となる．

　フレイルは生活機能障害や要介護状態のリスクとなるため状態の把握が必要となり，生活機能低下に対してはADLやQOLに配慮した対応が求められる．また服用する薬剤を確認したうえ，**ポリファーマシー**（多剤併用）による問題＊がないか確かめる．

＊服用薬剤数が増えるほど薬物相互作用が相加的・相乗的に起こりやすく，副作用が重積する．また飲み過ぎや飲み忘れ（服薬コンプライアンス）の問題も起こりやすくなる．

口腔内検査・口腔機能検査

I 歯の硬組織検査

視診，触診〔エキスプローラー(探針)，デンタルフロス〕，**透照診**(光を当てて隣接面う蝕や亀裂の有無を調べる)，エックス線検査によって歯の異常の有無と程度がわかる．

う蝕の進行を測定するものに，レーザー蛍光強度測定(一定の波長光を歯質に照射した際に発生する自家蛍光を分析し，う蝕の進行程度を数値化する)，インピーダンス(電気抵抗値)測定検査(露髄の有無を診査する)がある．また，歯科用顕微鏡(マイクロスコープ)で拡大して観察すると歯の表面や根管内の詳細が把握できる．

II 歯髄検査

歯髄組織の生活反応を調べる．①**擦過診**(探針等を用い象牙質知覚過敏状態になった部位を特定する)，②温度診(冷熱刺激・温熱刺激)，③**歯髄電気診**，④麻酔診(痛みの部位が特定できない場合に，局所麻酔を行って診断)等がある．

III 歯周組織検査

①歯肉の炎症：歯肉炎指数(GI)，プロービング時の出血(BOP)，②歯周ポケット測定〈プロービングデプス〉，③アタッチメントレベル，④口腔衛生状態(O'LearyのPCR)，⑤歯の動揺度(Millerの分類)，⑥エックス線検査，⑦咬合：歯列全体の咬合関係，早期接触や咬合干渉等による外傷性咬合を調べる．⑧根分岐部病変：ファーケーションプローブ使用(Lindheと Nymanの水平的分類，Glickmanの分類)，⑨プラークリテンションファクター(プラーク蓄

積因子)の診査，⑩口腔内写真，⑪スタディモデル

IV 歯列・咬合検査

1. スタディモデルによる検査・分析

歯(歯冠形態，咬耗)や歯列弓の形態，咬合状態等を確認する．補綴治療に際しては咬合器上で咬合診断を行う．また，矯正治療では口腔模型を用いて分析を行い，治療計画を立案する．

2. 咬合音検査

咬合音を検出することで咬合状態(早期接触や咬合干渉等)を診査する．聴診法，電気的記録法等がある．

3. 咬合接触の検査

上下顎歯の接触関係の検査には，①咬合紙法，②引抜き検査法(咬合紙や検査用ストリップスを上下歯列間に介在し，咬合させた後に引き抜き，咬合接触の有無や強さを調べる)，③咬合検査用シリコーンゴム印象材による方法，④咬合検査用ワックスによる方法，⑤感圧フィルムによる方法(デンタルプレスケールの発色を利用)等がある．

V 唾液検査

1. う蝕リスク検査〈う蝕活動性試験〉

個人の将来的なう蝕の発生や進行の可能性を予測する検査．唾液を検体として，唾液中の細菌数：細菌培養(Hadleyテスト，Dentocult®-SM，Dentocult®-LB，RDテスト)，酸産生能(Snyderテスト，Wachテスト)，歯の耐酸性(Fosdickテスト)，唾液緩衝能(Dreizenテスト，Dentobuff-STRIPR®)，唾液の自浄能(グ

ルコースクリアランステスト），pH，唾液の粘稠度，唾液流出量等を測定する．

う蝕リスク検査には，プラークを検体として酸産生能(スワブテスト)，歯を検体として歯質耐酸性(エナメル生検法)を評価する方法がある．

2. 歯周病検査

唾液中の**潜血反応〈ヘモグロビン濃度〉**，乳酸脱水素酵素〈LDH〉の測定で口腔内の炎症の状態を把握する．歯周病のスクリーニングに有用であり，集団健診等に用いられている．

3. 唾液分泌量の検査（唾液腺機能検査）

①**ガムテスト**：無味のガムを10分かんで10 mL以上の唾液を基準とする．

②**Saxon〈サクソン〉テスト**：2分間ガーゼをかんで，2 g以上の唾液を基準とする．

4. 唾液湿潤度検査

口腔水分計を用いて粘膜上の水分量を計測する．

Ⅵ 下顎運動・筋機能検査

下顎の運動を，**チェックバイト法，ゴシックアーチ描記法**，下顎運動解析装置による方法（パントグラフ描記法：二次元的，三次元的解析方法）等を用いて測定し，補綴装置製作の参考にする．

Ⅶ 咀嚼機能検査

咀嚼能力とは食塊を細かく砕いたり，すりつぶしたりする能力をいう．

1. 直接的検査法

咀嚼された試料から咀嚼能力を評価する検査には，①咀嚼試料の粉砕粒子の分布状態（ピーナッツを用いる篩分法），②咀嚼試料の内容物の溶出量（検査用グミゼリーのグルコース溶出量を測定），③食品の混合状態を評価する方法（色変わりチューイングガム）がある．

また，咀嚼能率判定表等を用いて被検者が主観的判断に基づいて評価する方法がある．

2. 間接的検査法

咀嚼能力を咀嚼に関与する他の要素から間接的に測定する方法である．

①咀嚼時の下顎運動記録，②咀嚼時の筋活動（筋電図から咀嚼リズムを評価する），③咬合接触状態，④咬合力から判定する方法などがある．

咬合力は咀嚼筋群の筋力で発揮される力で，歯根膜の健康状態に大きく影響されるため，咀嚼能力の判定に適している．

また，咬合圧検査（咬合力および咬合圧の分布などを計測する）も咀嚼機能を把握する検査である．

Ⅷ 舌運動・舌圧検査

舌は咀嚼・嚥下・構音の各口腔機能において，他器官や咽頭と協調しながら運動することによって重要な役割を担っている．舌運動の評価は，実際に舌をできるだけ前に出してもらい（挺舌），舌尖の位置と偏位の有無等を評価する．また，舌運動を客観的に評価する方法としては，嚥下造影検査(VF)や超音波診断法を用いた画像検査が用いられている．

①**舌圧検査**：舌圧計(舌圧測定器)を用いて舌の力(舌を口蓋部に押し上げるときの圧力)を定量評価することによって舌機能低下を把握する．**舌接触補助床**の適応や治療効果の判定に用いられている．

Ⅸ 摂食嚥下機能検査

1. スクリーニング検査

1) 反復唾液嚥下テスト (RSST：Repetitive Saliva Swallowing Toot)

甲状軟骨を触知した状態で**30秒間**に何回空嚥下ができるかを測定し，高齢者では**3回**できれば正常と判断する．

2) 改訂水飲みテスト (MWST：Modified Water Swallow Test)

3 mLの冷水をシリンジで舌下部に入れて嚥

表2-2 改訂水飲みテスト（フードテスト）の評価基準

1. 嚥下なし，むせるand/or呼吸変化を伴う
2. 嚥下あり，呼吸変化を伴う（不顕性誤嚥の疑い）
3. 嚥下あり，呼吸良好，むせるand/or湿性嗄声（口腔内残留）
4. 嚥下あり，呼吸良好，むせない
5. 4の後に空嚥下が2回/30秒以内に2以上可能

判定不能　口から出す，無反応

下してもらい，嚥下反射誘発の有無，むせ，呼吸の変化を評価する（**表2-2**）.

3）フードテスト

茶さじ1杯のプリン等を食べさせて，嚥下反射誘発の有無，むせ，呼吸の変化を評価する．水飲みテストとフードテストは同じ判定基準を用いる．

4）頸部聴診法

聴診器を喉頭側方にあて，被検食品を嚥下させ，**嚥下音や呼吸音**を調べる方法である．嚥下直後の呼吸音で泡立ち音やむせに伴う喀出音が聴取された場合には**誤嚥**が疑われる．

5）咳テスト

超音波ネブライザーで噴霧したクエン酸水溶液を口から吸入してもらい，咳嗽反射の有無をみることによって**不顕性誤嚥の可能性**を判定する．

2. 精密検査

1）嚥下造影検査（VF：Videofluoroscopic Examination of swallowing）

エックス線透視下で造影剤や造影剤加模擬食品を飲み込んでもらい，口腔，咽頭，食道の動き，構造異常，食塊の動きを評価する方法であり，**不顕性誤嚥**の検出もできる．エックス線透過装置は検査場所が限られ，病棟や在宅への移動検査は行えない欠点がある．

2）嚥下内視鏡検査（VE：Videoendoscopic Examination）

鼻咽腔喉頭ファイバースコープを用いて嚥下諸器官，食塊の動態等を観察する方法．エックス線被曝もないので長時間の検査が行え，病棟や在宅でも検査可能である．

Ⅹ 口腔機能精密検査（口腔機能低下症の検査）

口腔機能低下症は，加齢だけでなく，疾患や障害等さまざまな要因によって，口腔の機能が複合的に低下している疾患である．放置しておくと咀嚼機能不全，摂食嚥下障害となって全身的な健康を損なう．そのため，歯科診療室における検査，診断，管理が重要となる．また，オーラルフレイルの予防，さらには口腔リテラシーの低下に気づき，口腔機能への関心を高め口腔機能の低下を防ぐことが大切である（**図2-1**）.

1. 診断基準

7項目のうち，3項目が認められた場合を「口腔機能低下症」と判定する（**表2-3**）.

1）舌苔の付着度の評価基準[*1]（Tongue Coating Index：TCI）

舌表面を9分割し，それぞれのエリアに対して舌苔の付着程度（舌苔スコア）を3段階で評価し，合計スコアを算出する．TCIが50％以上（合計スコアが9点以上）ならば口腔衛生状態不良とする（**図2-2**）.

2）咀嚼能力スコア法[*2]

測定用グミゼリーを30回自由咀嚼後，グミゼリーを吐出し，スコア0〜9までの10段階に分けたグミゼリー咬断片のモデル画像と比較して咀嚼能率のスコアを求める方法．

3）EAT-10[*3]（The 10-item Eating Assessment Tool）と聖隷式嚥下質問紙

質問紙法による嚥下機能評価ツールである．

Ⅺ 構音機能検査

言語障害の検査の1つで，構音障害の有無や誤りの程度と特徴を調べる．呼気持続時間，発声持続時間，発語明瞭度検査，単音節復唱検査，**パラトグラム検査**，鼻咽腔閉鎖機能検査等がある．

1. パラトグラム検査

構音時に舌が口蓋や歯列に接触する範囲を検査する．義歯の人工歯排列や床の形態修正，舌

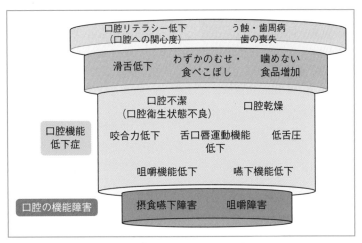

図2-1　口腔機能低下症の概念図
口腔機能低下症に関する基本的な考え方（令和2年3月　日本歯科医学会）
https://www.jads.jp/basic/pdf/document-220331-2.pdf

表2-3　口腔機能精密検査の項目と該当基準

症状	検査項目	検査項目該当基準
口腔衛生状態不良	舌苔の付着程度[*1]	50%以上
口腔乾燥	口腔粘膜湿潤度（口腔水分計）	27未満
	唾液量（サクソンテスト）	2g/2分以下
咬合力低下	咬合力検査	200N未満
	残存歯数	20本未満（残根と動揺度3の歯を除く）
舌口唇運動機能低下	オーラルディアドコキネシス	パ，タ，カのいずれか1つでも6回/秒未満
低舌圧	舌圧検査	30kPa未満
咀嚼機能低下	咀嚼能力検査	グルコース濃度100mg/dL未満
	咀嚼能力スコア法[*2]	スコア0，1，2
嚥下機能低下	嚥下スクリーニング検査（EAT-10）[*3]	3点以上
	自記式質問票（聖隷式嚥下質問紙）	3項目以上該当

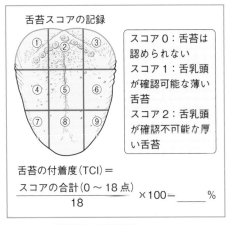

図2-2　舌苔付着の評価基準

接触補助床の形態を決定する際に応用される．

2．オーラルディアドコキネシス（反復動作）

　5秒間または10秒間における，**パ（口唇）**，**タ（舌前方）**，**カ（舌後方，軟口蓋）**等の発音回数を測定して発話速度やリズムの異常を評価する．口腔器官の巧緻性が判断できるので嚥下機能の評価や口腔機能のトレーニング・リハビリテーションにも用いられる．

XII　味覚検査

1．濾紙ディスク法

4基本味（甘味，塩味，酸味，苦味）の溶液を5段階の濃度で作成し，直径5mmの濾紙に浸して舌背部に当てて評価する閾値検査である．

2．電気味覚検査

舌に専用プローブを当てて微弱な直流電流で刺激する検査で，患者が金属味を感じた電圧を記録する．味覚障害の部位や程度はわかるが，味質については判定できない．

XIII　口臭検査

1．官能検査

検査者の嗅覚による主観的な判定法である．機器では測定不可能な臭気物質を判断し，日常生活で問題となる臭気を評価できる．

2．機器による検査

1）ガスクロマトグラフィー検査

揮発性硫化イオウ化合物を高精度に測定する．装置が大型でコストもかかるため，小型な簡易ガスクロマトグラフィーが一般的である．

XIV　微生物学的検査

1．塗抹検査

患部より採取した検体における細菌の有無の判定，および細菌の種類をただちに検査する．

2．細菌培養検査

培地で細菌の発育の有無を確認し，培養できた細菌の属，種（細菌名）を同定する．

1）根管内細菌培養検査

感染根管治療の際に，根管内から採取した試料を培養液中で増殖させ，根管内の細菌の有無を確認する検査である．

3．薬剤感受性試験

培養同定した細菌の抗菌薬に対する感受性を調べる．

4．核酸増幅検査

Polymerase Chain Reaction法〈**PCR法**〉に代表される遺伝子検査によって微生物を同定する．極微量な検体に含まれる**DNA**（または RNA）から特定の配列だけを短時間に増やす技術で，目的の微生物や遺伝子配列の存在を確認する．培養検査に比べ，多種類の微生物について同時に正確かつ迅速に検索できるため，歯周病原細菌の特定等に応用される．

XV　病理学的検査

病的細胞や組織を採取し，顕微鏡を用いて観察することにより組織学的に確定診断，病期や予後の推定，治療効果の判定を行う．

病変部を擦過・剝離した細胞を採取し，含まれる細胞を検体として，異常細胞（おもに腫瘍細胞）の有無を判定する**細胞診**と，病片部の組織片を採取し検体とする**組織診**（生検：バイオプシー）がある．一般に切除した組織は**固定液**（10％**ホルマリン**）に入れ，細胞融解や腐敗を防ぐ（固定）．

顎口腔領域では①口腔粘膜疾患〔白板症，扁平苔癬，色素沈着（アマルガム沈着），難治性潰瘍等〕，②腫瘍・腫瘍類似疾患（歯肉増殖症，エプーリス等），③囊胞性病変，④唾液腺病変〔口唇腺（シェーグレン〈Sjögren〉症候群）等〕の確定診断に用いられている．

SECTION 3

画像検査

Ⅰ　放射線の基礎知識

1. 放射線とその性質

1) 放射線の基礎知識

(1) 原子

すべての物質を分解していくと最終的に原子になる．つまり，いろいろな原子が集合し各種物質となっている．原子は，**原子核**と**軌道電子**から構成されていてエネルギー的に安定している（**図2-3**）．原子核は正の電荷をもつ陽子と電荷をもたない中性子で構成されている．原子核の周囲に陽子と同数で負の電荷をもつ電子が一定軌道内で運動をしている．原子は電気的に陽子と電子でつり合っていて安定している．

陽子の数が同じ原子でも中性子の数が異なる場合，**放射性同位元素**といい，エネルギー的に不安定な原子になり，核が**壊変**（崩壊）し放射線を放出する．

(2) 電離と励起

原子の軌道電子が原子外へ放出された場合，原子は（＋）の電荷をもちイオン化する．このように軌道電子がエネルギーを得て原子外へ放出されることを**電離**という．放射線の検出や測定に利用される．また，生物の放射線障害の原因ともなる．一方，軌道電子がエネルギーを得て外側の軌道に移動した状態を**励起**という．

(3) 放射線

放射線は原子内から放出される**粒子線**および**電磁放射線**の2種類に分類することができる．粒子放射線は正（＋）あるいは負（－）の電荷をもち空気を直接電離する**陽子線**と**電子線**があり，電荷がなく空気を間接的に電離する**中性子線**がある．電磁放射線は核内から放出されるエネルギーとして**ガンマ（γ）線**，軌道電子の領域から放出される**エックス線**がある．

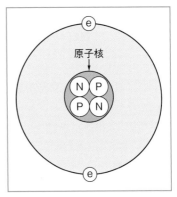

図2-3　ヘリウム (He) の原子構造
原子の中心に原子核があり，内部に陽子（proton）と中性子（newtron）が含まれている．周囲に陽子と同数の軌道電子（erectron）がある．ヘリウムの場合，原子番号2で，それぞれ2個の陽子，中性子が存在する．2個の電子が軌道を回転している．

①電磁放射線（光，紫外線等も電磁波の一種）
　エックス線，ガンマ線
②粒子放射線（粒子の高速な流れ）
　アルファ（α）線，ベータ（β）線，陽子線，中性子線等（**図2-4**）

(4) エックス線

エックス線は体の内部を画像化し診断，治療等に視覚的に重要な役割を担っている．光，紫外線あるいは電波と同じ電磁波の一種であり，空間を3×10^8 m/秒（秒速30万km）の速さで伝搬する波動である．同時に光子（物質のような）の性質もあわせもつ．電場や磁場の影響を受けず直進する特性がある．

(5) 放射線の単位

放射線の線量に関する単位は使用目的に応じて定義されている．
①照射線量
・カーマ（J/kg，Gy）：エックス線，ガンマ線，

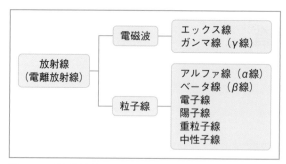

図2-4　電離放射線の種類

中性子線等，電荷をもたない放射線の線量．物質1kgあたりの物質に1J（ジュール）のエネルギーを与えた場合1Gy（グレイ）である．
・照射線量（C/kg）：エックス線，ガンマ線を照射した際の線量で，空気1kgあたりの荷電量．

②吸収線量

物質1kgあたりに吸収された放射線の線量をエネルギー量で表す．1J（ジュール）のエネルギーが吸収された場合1Gy（1Gy＝1J/kg）である．

③等価線量（J/kg，Sv）

放射線がヒトに与える影響を評価する線量．単位はSv（シーベルト）である．放射線の種類により同じ線量であっても生物に及ぼす影響が異なる．放射線の種類によって定められた荷重係数（表2-4）により生物学的影響の補正を行う．

④実効線量（J/kg，Sv）

ヒトの放射線被曝に対する線量である．ヒトの各種組織は放射線に対する感受性が異なるため，被曝した組織の等価線量に係数を（組織荷重係数）を乗じた値を合計した線量で表す．単位はSvである．

⑤放射能

放射性同位元素の原子核が崩壊して放射線を萌出する能力を放射能という．単位はBq（ベクレル）である．1秒に1回の原子核崩壊を1Bqという．

2）エックス線の発生

エックス線は，高速電子をタングステン等の物質に衝突させると発生する．また，発生には

表2-4　放射線荷重係数（ICRP）

放射線の種類	放射線荷重係数
エックス線，ガンマ線	1
電子	1
中性子（エネルギーによる）	2.5〜20
陽子	2
アルファ線	20

次の条件が必要である．
①自由電子の存在（熱電子）：フィラメントの加熱
②自由電子の加速：陰陽極間に高電圧をかける
③高速電子の一定速度と方向性を保つ：真空
④高速電子を阻止する物質（ターゲット）：タングステン（焦点）

実際には，高速電子の運動エネルギーの99％以上が熱に変換されるため，エックス線の発生効率は1％未満ときわめて低い．

3）エックス線管

実際にエックス線を発生するためには先述の4条件を満たすエックス線管（一種の真空管）で行う（図2-5）．

陽極と陰極の間に歯科用エックス線発生装置の場合60kVあるいは70kVをかけると，フィラメントから発生した電子は陽極に向かって高速で加速され，陽極の**ターゲット**に衝突しエックス線を発生する．ターゲット上の高速電子のぶつかる部分を**焦点（実焦点）**とよび，歯科用の管球では，エックス線の発生する方向からみた焦点の大きさを**実効焦点**とよび0.8mm×0.8mmの大きさである．

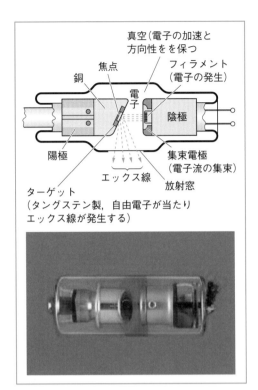

図2-5 エックス線管の構造と各部の役割

4）エックス線の性質

エックス線は，次の性質を利用し医療分野で利用されている．

（1）物質透過作用

エックス線は物質を透過する．透過の程度は物質の原子番号，密度が低く，厚みが薄いほど透過しやすい．

（2）電離・励起作用

物質に入射されたエックス線は，物質を構成する原子や分子と相互作用し電離・励起を起こす．電離された物質はイオン化する．

（3）蛍光作用

蛍光物質（タングステン酸カルシウム，希土類蛍光体等）にエックス線が吸収されると発光（蛍光）する．この作用を利用したものに**増感紙，イメージングプレート（IP）**等がある．

（4）写真作用

光と同様にエックス線フィルムを感光させる．

（5）化学作用

細胞質内の水に吸収され水酸基，酸素基等の遊離基を発生させる．

（6）生物学的作用

細胞，組織に作用し放射線障害の原因になる．一方この作用を利用し放射線治療が行われる．

5）医学へのエックス線応用

①**診断**：エックス線画像により体内の構造物を画像化し診断を行う．

②**治療**：直線加速装置（リニアック）あるいは小線源治療等，粒子線，エックス線，ガンマ線を利用して，悪性腫瘍の放射線治療を行う．

6）歯科領域でのエックス線利用

歯科領域では診断として歯科用エックス線撮影装置，パノラマエックス線撮影装置，**歯科用コーンビームCT（CBCT）**を使ったエックス線検査が主として行われている．

（1）目的

①歯および顎骨の疾患に対する二次元あるいは三次元画像再構成による正確な画像診断．

②治療中の効果判定，根管充塡後の確認等．

③一定期間後の治療効果の判定．

7）エックス線と生体との相互作用と被写体コントラスト

（1）吸収・透過

エックス線は検査対象の被写体に入射すると，被写体とエックス線との間で相互作用により吸収される．あるいは被写体を透過することができる．

物質との相互作用により強さ（線量）が減弱する．減弱したエックス線はその後，被写体を透過する．しかし入射時の線量より減弱され，被写体内の構造により透過線量のばらつきが生じる．二次元平面的なばらつきを**被写体（エックス線）コントラスト**とよぶ（**図2-6**）．また，エックス線源（焦点）からの距離によっても減弱する．

両者の減弱する割合は以下の定義に従う．

①**エックス線の波長**：エックス線の波長の3乗に比例して減弱する．つまり，波長が長いエックス線は減弱しやすい．

②**物質**：物質の原子番号の3乗に，密度，厚みに比例して減弱する．

③**距離**：焦点からの距離の2乗に反比例して減

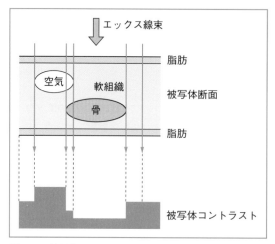

図2-6 被写体コントラストの形成
顎骨の構造は脂肪，軟部組織，骨，空気等からなり，それぞれの組織はエックス線の透過性が異なる．一様なエックス線が顎骨を透過した後は，線量の違いが生じる．このまばらなエックス線分布を被写体コントラストという．

弱する（**距離の逆2乗則**）．たとえば，焦点から距離を2倍にすると，線量は1/4に減弱する．

(2) 散乱

エックス線は，被写体に当たると，その一部は物質により二次的にさまざまな方向に飛ばされる．この現象を散乱といい，飛ばされるエックス線を**散乱線**あるいは**二次エックス線**とよぶ．散乱線は一次エックス線より弱く，波長も長くなる．この散乱線は入射エックス線と異なった方向に飛ぶため診断情報の妨げになり，また，波長が長いため周囲の組織に吸収され被曝の原因にもなる．

2. 放射線の人体への影響と防護
1) 放射線影響の過程
(1) 物理的過程

人体に放射線が照射されると，透過するかまたは人体に吸収される．透過した場合は影響が生じないが，吸収された場合は，人体を構成する原子または分子の電離（イオン化）と励起を生じる．この過程は短時間で終わる．

イオン化は放射線がその飛程に沿ってイオン対を形成する．エックス線，ガンマ線，ベータ線は透過力が強いのでまばらにイオン対を形成

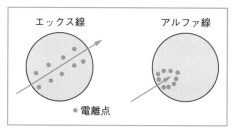

図2-7 放射線の違いによる組織の電離密度
吸収された線量が同一でも，電離密度が異なると生物学的影響が異なる．放射線の種類によって物質透過性が異なり密度も異なる．

する．これに対して，アルファ線，陽子線，中性子線等大きな質量と電荷をもつ粒子線はその飛程に沿って密に電離する（**図2-7**）．

(2) 化学的過程

放射線エネルギーの吸収により生じたイオンは人体の水と反応し**フリーラジカル（遊離基）**，**過酸化水素**を生成する．

放射線影響の標的となるDNAに遊離基，過酸化水素等との反応を起こし間接的に損傷を起こす（**間接作用**）．あるいは放射線がDNAに直接損傷を与える**直接作用**を生じる．

(3) 生物学的過程

放射線によって生じたDNA損傷は，最終的に細胞膜，染色体，細胞死等，目にみえる変化

が出現する．この過程を生物学的過程という．

2）人体に対する放射線影響

（1）放射線障害

放射線は，医療に多大な貢献をしているが，その一方，エックス線による脱毛，皮膚の火傷の発生が，エックス線発見後早くから問題にされている．このような副作用を**放射線障害**といい，極力少なくすることが重要である．

（2）障害の発生

人の組織・細胞には，特に放射線に対して感受性の高い部分があり，染色体（DNA）がその標的とされている．このDNAに対する放射線の作用が各種障害の発生と密接に関連している．特に代謝が盛んに行われている組織（赤色骨髄，生殖腺，胚等）や胎児が影響を受けやすい．

放射線により人体に対する各種過程を経て細胞・組織・個体レベルで影響が生じる．放射線の影響は主に3つに分類される（**図2-8**）．

①**身体的影響**：放射線により被曝した本人に影響が発現するもの．

②**遺伝的影響**：被曝により，その子孫に影響が発現するもの．生殖細胞に生じた突然変異が子孫に引き継がれる影響．

③**早期影響**：被曝後，数週間以内に影響が発現する．

④**晩期影響**：被曝後，数カ月以降に発現する．

⑤**確率的影響**：線量と影響の起こる確率で，しきい値がなく線量の増加とともに影響が増加する（**図2-9**）．

⑥**確定的影響**：しきい値（この線量以下では，影響が出現しない値）が存在し線量の増加とともに重篤度がS字状に大きくなる（**図2-10**）．

歯科領域での障害の発生は晩期影響が問題となる．歯科でのエックス線撮影による被曝線量は非常に少なくこれによる影響はまず考えられない．しかし，集団としての発生率を考えた場合，できるだけ被曝線量の軽減を行うことが重要である．

3）放射線の防護

歯科医療における放射線被曝は，エックス線撮影による場合がほとんどである．個人が1年間に被曝する平均線量は自然放射線で2.4 mSv，医療による被曝は0.62 mSv，歯科医療では0.002 mSvであり，自然放射線被曝が80%を占めている．しかし，CT，CBCT等，最先端の撮影装置の普及により近年，医療被曝が多くなる傾向にある．医療における被曝は**職業被曝，医療被曝，公衆被曝**の3つのカテゴリーに分類されている．

（1）医療被曝

①患者としての診断・治療のための被曝
②患者の保持，介助等で自発的に受ける被曝
③医学研究のためのボランティア
があげられる．

（2）職業被曝

職業上被曝する作業者が対象となる．医師，

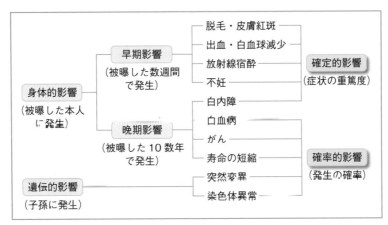

図2-8　放射線障害の現れ方

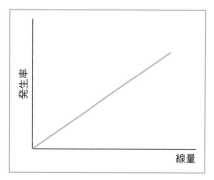

図2-9　確率的影響
がん，白血病，遺伝的影響等，被曝した線量が
増加すると発生率も増加する．

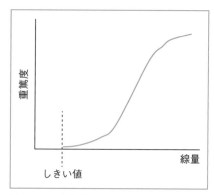

図2-10　確定的影響
放射線の影響で白内障，皮膚の紅斑，脱毛，不
妊等が発生する．被曝する線量が多いと症状は
重篤になる．「しきい値」とよばれる線量以下で
は影響が発生しない．

歯科医師，診療放射線技師，看護師，歯科衛生
士等があげられる．

（3）公衆被曝

　職業被曝，医療被曝以外の人工放射線による
被曝である．これら放射線による被曝を軽減す
るために術者あるいは患者の管理が重要であ
る．

4）エックス線管理

（1）個人の管理

　エックス線撮影を行う術者，および介助にあ
たるものは，**ガラスバッジ，半導体式ポケット
線量計（図2-11）**等により個人の被曝線量を計
測し，記録する．また，定期的に血液，皮膚，
眼の健康診断を行うことが義務づけられている
（**電離放射線障害防止規則**）．歯科用エックス線
撮影装置は法律（**医療法施行規則**）により専用の
エックス線撮影室で行うことが義務づけられて
いる．訪問診療等で撮影する携帯型口内法エッ
クス線撮影装置については法律（医薬安発第69
号）で認められており，防護対策を的確に行う
ことが通知されている．

（2）術者の防護

①エックス線管球から**距離**をとる：エックス線
　は管球からの距離の2乗に反比例して減弱す
　る．

②エックス線管球との間に**遮蔽材**を置く：エッ
　クス線室，防護衝立等を置く．

③**受像器は患者が保持**：フィルム，CCD，IP
　等の受像器は指または保持器具等で必ず患者
　が保持する．

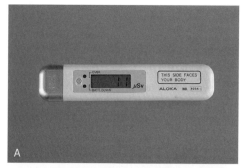

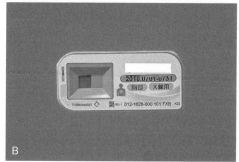

図2-11　個人モニタリング用線量計
A：半導体式ポケット線量計：シリコン，ゲルマニウム
　等の半導体を利用し放射線量を計測する．
B：ガラスバッジ：蛍光ガラスに放射線を照射するとエ
　ネルギーが吸収される．これに紫外線を当てると蛍
　光が発生し放射線量計測に利用する．

（3）患者の防護

　患者に対する被曝管理は，エックス線を取り
扱う術者にすべて委ねられている．ICRP（国際
防護委員会；International Commission on Ra-
diological Protection）の 勧 告60（1990年），

103（2007）に従って，適切な運用を行うべきである．

つまり放射線防護の目的は，便益をもたらす放射線被曝を伴う行為に対し，個人の**確定的影響**の発生を防止し，**確率的影響**の発生を減少させることにある．

①**正当化**：歯科医師は撮影に際し，エックス線撮影することによる患者の便益が確保できる場合に限り撮影を行うことができる．

②**最適化**：撮影する場合は，経済的ならびに社会的状況を考慮し，被曝低減の最適な撮影方法を講じなければならない．特に最適化は歯科医師，歯科衛生士の配慮が必要な部分である．方法として，

a）検査対象以外の部位には照射しない．

b）検査目的に応じた撮影条件，高感度受像器の使用，装置，撮影者の管理による撮影の失敗をなくす．

c）歯科エックス線撮影における最適化は，絞りによる検査対象部位のみの照射，高感度受像器を使用する．EあるいはFタイプ高感度フィルムの使用，デジタル化を行う．

d）適正な管電圧・管電流・撮影時間の使用：60〜90kVの管電圧の選択．

e）防護衣の使用：日本歯科放射線学会の指針では，口内法の場合は着用をしなくてもよ

いとされている．ただし，12歳以下の児童に対しては甲状腺が顎に近くなることから着用を必要としている．

Ⅱ　エックス線画像の形成

1．エックス線フィルムと増感紙

被写体に一様に照射されたエックス線は，被写体内で透過あるいは吸収され透過後の強度分布である被写体コントラストを形成する（図2-6）．この被写体コントラストをエックス線フィルム，**CCD**（Charged-Couple Device；電荷結合素子）あるいは**IP**（Imaging Plate；イメージングプレート）によりエックス線画像を形成し，顎骨内部を診断することが可能になる（**図2-12**）．

エックス線フィルムは，被写体コントラストのエックス線分布を銀粒子の分布に変換し，フィルムを透過する光量により黒化度として画像を形成する．フィルムはエックス線には感度が低いため，高感度な光に変換し画像を形成する増感紙を使用する方法がある．

1）フィルム

エックス線を直接黒化度に変換するフィルムをノンスクリーンタイプフィルムといい，増感紙を使用して黒化度を得るフィルムをスクリー

Ⅱ編　臨床歯科総論

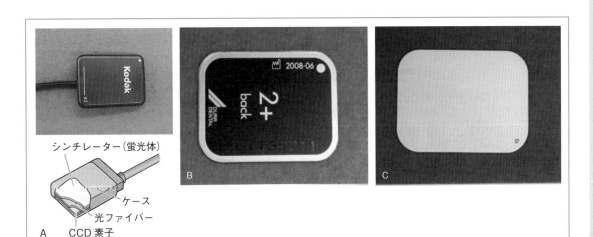

図2-12　CCDセンサー（A）とIP（イメージングプレート，B，C）
A：蛍光体により，エックス線を光に変換し，CCD素子から得られた電気信号をケーブルからコンピュータに転送し，画像を形成する．
B，C：エックス線を蛍光体に一時保持し，読み取り機でレーザーを当てることにより，2次的に発光した光を光センサーで読み取り，電気信号に変換しコンピュータで画像形成する．

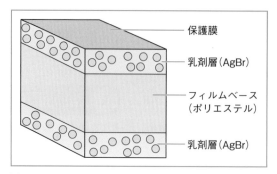

図2-13　エックス線フィルム断面
フィルムベースの両面に乳剤層があり，表面に保護膜がある．
乳剤層はゼラチン内に臭化銀（AgBr）を混濁させた溶液が塗布
されている．

ンタイプフィルムという．口内法エックス線撮
影では増感紙を使用しないノンスクリーンタイ
プフィルムを使用している．

　構造はポリエステル製支持体（フィルムベー
ス）の両面に乳剤を塗布した構造になっている
（**図2-13**）．乳剤はエックス線あるいは光を吸
収し金属銀を析出することにより，フィルム
ベースを透過する光量の違いにより画像を描出
することができる．材質は**ハロゲン化銀**（臭化
銀，AgBr）が使用されている．

2）増感紙

　エックス線が黒化に関与する線量は照射され
た線量の1～2％程度であり，多くの線量が必
要となる．蛍光物質を塗布した板を増感紙とい
い，エックス線を吸収した蛍光物質から可視光
線を放出し，フィルムで感光する．カセッテ内
に装着し使用する（**図2-14**）．線量が少なくて
も黒化度が得られることにより，線量の減弱が
でき被曝線量軽減に寄与する．

　構造はポリエステル等の支持体に**タングステ
ン酸カルシウム，希土類元素（ガドリニウム）**等
が塗布されている．パノラマエックス線撮影，
頭部エックス線撮影等に使用されている．

2. デジタル画像

　エックス線フィルムを使用するアナログシス
テム法に代わって現在では，デジタルエックス
線撮影システムが主流となっており，フィルム
使用頻度は少なくなっている．

　デジタルシステムはフィルムと異なり，CCD

あるいはIPといった受像器を使用し，エック
ス線を電気信号に変換し，コンピュータにより
画像をモニタに表示するシステムである．歯科
領域においても，口内法エックス線撮影を含め
口外法エックス線撮影法はすべてデジタル対応
になっている．これらデジタル画像は，他の施
設でも画像の閲覧が可能になる**DICOM**（Digi-
tal Imaging and Communication in Medi-
cine；医用画像フォーマットと通信の標準規
格）規格を採用している．

1）画像のデジタル化

　被写体コントラストをフィルムで黒化度に変
換したアナログシステムの場合，銀粒子の量に
より画像が形成されている．デジタルエックス
線撮影システムの場合，**図2-15**のように格子
状の受光面を形成し，各格子の**グレイ値**（白か
ら黒までの灰色の階調，エックス線量が大きく
なると黒くなる）で全体をモニタに表示する構
造である．各格子を画像の**画素**（ピクセル）とよ
び，細かい程，詳細な画像が形成される．一
方，各格子のグレイ値が多くなるほど多くの色
合いを表示できる．アナログ画像に格子を設け
ることを**標本化**といい，各格子内の濃度表示は
量子化という．この標本化と量子化により被写
体コントラストを電気信号に変換し画像を形成
する．いずれもコンピュータで処理可能な数値
として**2進法**が使用されている．

2）歯科用デジタル画像システム

　エックス線受像器（CCD，IP）から得られた
アナログデータをアナログ・デジタル変換器に

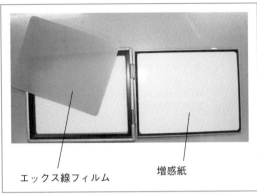

エックス線フィルム　　増感紙

図2-14　増感紙・フィルム組み合わせカセッテ
カセッテの両面に増感紙を貼りつけ，フィルムを挟み込む.

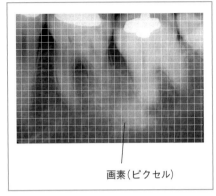

画素（ピクセル）

図2-15　デジタル画像
格子状のマトリックスを設定し，標本化と画素の量子化を行い画像を表示する.

てデジタル信号に変換後コンピュータにて画像を形成する.

(1) 受像器

　個体半導体方式としてCCDセンサーがある. エックス線を蛍光体に照射しそこから得られる蛍光によりCCDに入射させて電気信号に変換している.

　IPはポリエステルの支持体に輝尽性蛍光体が塗布されたもので，エックス線の吸収により一時的にエネルギーを保持する. その後，IP面にレーザー光を照射すると，吸収されたエックス線に比例して蛍光が発生する. この蛍光を受光し電気信号に変換後コンピュータにて画像を形成するシステムである.

(2) 特徴

　フィルムと比較したデジタルシステムの利点には，
①画像処理が可能（濃度やコントラスト調整，拡大，辺縁強調等，画像強調）
②保管が容易（デジタルデータはスペースをとらない）
③検索が容易
④画像転送ができる
⑤患者被曝線量の低減ができる
⑥写真処理が不要
⑦インフォームド・コンセントが容易
等がある.
　欠点として，
①フィルム画像より空間分解能が劣る

がある.

Ⅲ　**エックス線撮影**

1. 口内法エックス線撮影

1) 歯科用エックス線撮影装置

　歯科臨床で頻用されるいわゆるデンタルエックス線写真の撮影装置で，構成と各名称を**図2-16**に示す. その役割は次のとおりである.

(1) 電源部

　家庭用100Vの電源を60,000V（60kV）あるいは70,000V（70kV）の管電圧に昇圧し，熱電子として放出された**自由電子**に十分な加速を与える. 家庭用電源は交流であり，エックス線管球では直流を使用しているため整流を行う. 現在，整流はデジタル化により，照射時間が短くなっていることから高周波整流を行っている.

　フィラメントを加熱するため**加熱電源**として使用される.

(2) エックス線管（管球）

　装置の心臓部である. 陰極から放出された自由電子が真空中を加速され，陽極のターゲットに衝突しエックス線が放出される.

　陽極は電子の衝突により多量の熱が生じるため，外部に逃がす目的で銅が使用され，その表面に熱に耐えるタングステン（W）が貼り付けられている. 熱は管球外の絶縁油で吸収される.

(3) フィルター

　エックス線管から放出されたエックス線は，

Ⅱ編　臨床歯科総論

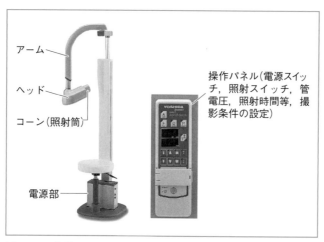

アーム

ヘッド

コーン(照射筒)

電源部

操作パネル(電源スイッチ，照射スイッチ，管電圧，照射時間等，撮影条件の設定)

図2-16　歯科用エックス線撮影装置の構造と各部の名称

軟組織中で吸収される透過力の弱いものも含まれている．このようなエックス線は患者の被曝線量(皮膚線量)を増加させ，画像形成には関与しないので，あらかじめ除去しておくことで被曝線量の低減がはかれる．アルミニウム(Al)が使用され，ヘッドの射出部に置かれている．

(4) コーン(支持用コーン，照射筒)

円筒形の開放端型コーンが法律的に義務づけられている．焦点から皮膚面までの距離を一定に保つことができる．コーン先端の範囲内にエックス線を放出することにより，受像器以外へのエックス線の照射を遮蔽することができ，患者の被曝線量を低減することができる．

(5) タイマー

適正な照射時間を設定することにより最適な照射線量を得ることができる．タイマーは電子式制御になっていて，術者がスイッチを離すと回路が遮断される「デッドマン式スイッチ」の使用が法律で規定されている．

2) 撮影法

(1) 二等分法

フィルムを口腔内に挿入し，顔面外部からエックス線を照射して撮影する方法で，フィルムと歯軸のなす角度の二等分線に直角にエックス線を入射する方法(**図2-17**)．フィルムに歯を同じ長さに描写させる．歯軸に対して垂直的角度を大きくすると実際の歯より短縮される，逆に角度が小さい場合には伸びて描写される．

したがって，上顎大臼歯のように歯根が頬側と口蓋側に位置した場合，歯軸から外れるため口蓋根は伸び，頬側根は短縮する．

(2) 平行法

歯軸と平行にフィルムに保ってエックス線を直角に投影する方法である．二等分法のような画像のひずみが少なくなる．

(3) 口翼法

上顎および下顎の歯冠部を同時に撮影する方法である．フィルムに口翼法のタブ(翼)を付け患者にかませることにより上下顎の歯を同時に撮影する．隣接面う蝕，歯槽頂の状態，歯冠補綴装置，修復物の適合状態の診断に有効な撮影法である．

(4) 咬合法

咬合型フィルムを使用し，咬合平面にフィルムを置き，軽くかませて撮影することにより，上顎または下顎の全体を撮影する方法である．

2. パノラマエックス線撮影

パノラマエックス線撮影装置(**図2-18**)は，**回転断層の原理**を応用したものである．画像形成の原理は，照射されるエックス線束は扇状(ファンビーム)で，**図2-19**のように左右臼歯部，前歯部を3分割しそれぞれの回転中心でエックス線管を回転移動しながら同時にフィルムを移動させ，曲がった顎を一枚のフィルムに描出させる方法である．したがって，画像は左

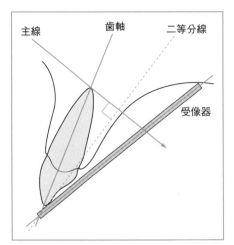

図2-17 二等分法
歯軸と受像器のなす角度の二等分線に直角に
エックス線の主線を照射する.

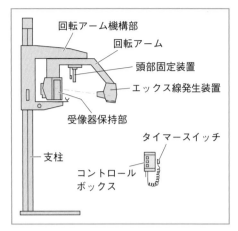

**図2-18 パノラマエックス線撮影装置の構造と
各部の名称**

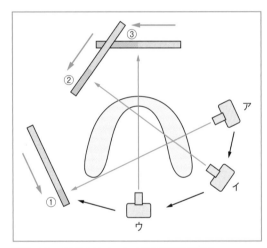

図2-19 パノラマエックス線撮影法の原理
下顎をエックス線管はア→イ→ウと患者の後方を回転しなが
ら連続してエックス線を照射し,被写体を受像器に短冊状
(①→②→③)に画像を形成する.回転と同じスピードで受像
器を矢印の方向に移動させ,エックス線管を約270°回転し,
顎全体を描出する.

右および前歯部に頸椎が3カ所に描出される.
描出される断層域は大臼歯部で10〜15mm,
前歯部で5mm程度の厚さになっている.

この撮影法は歯のみの画像ではなく,撮影範
囲に入る上下顎上顎洞頰骨弓,顎関節等,広範
囲にわたり画像形成が可能となり,断層域に存
在する骨の状態が診断可能であり口腔領域に必
要な撮影法である.初診時の診断,大きな病変

の全体像の把握等に利用価値が高い.

現在,IP,フラットパネル,CCDラインセ
ンサー等を利用したデジタルパノラマエックス
線撮影システムが主流となりデジタルシステム
の利点が有用となっている.

その他,歯科領域で使用されるデジタルシス
テムの特徴を**表2-5**に示す.

Ⅱ編 臨床歯科総論

表2-5 CT，MRI，超音波断層装置の特徴

装置	特徴
CT	・エックス線を利用している ・骨の診断に優れている ・軟組織の画像化が可能 ・任意の断面が画像化可能
MRI	・電波を利用しているのでエックス線被曝はない ・軟部組織の分解能が高い ・顎関節円板の診断に有効 ・血液情報が得られる ・任意の断面が画像化可能 ・検査時間が長くかかる
超音波断層装置	・超音波の反射で画像を形成するためエックス線被曝はない ・空間分解能は低い ・骨内の診断は困難

3. 頭部エックス線規格写真

　セファロとよばれる装置で，頭部の位置づけの角度，焦点・被写体・フィルム間距離を規格化し撮影する方法である．撮影された画像は被写体の位置づけが常に一定となり，撮影時期の異なる画像において各種評価が可能となる．治療に時間がかかる歯科矯正治療においての経時的治療評価が可能である．

　通常の単純撮影の場合，実物より拡大する，厚みのある被写体の場合焦点に近い部分と受像器に近い部分とは拡大率が変わってくる．つまり画像のゆがみが生じる．

　この装置は，エックス線発生装置と受像器の距離をできるだけ離し，頭部を受像器に近づけることによりゆがみの少ない，一定の拡大率をもったエックス線写真が得られるようになっている．一定の拡大率（平均1.1倍）を得るために，頭部は**セファロスタット**とよばれる耳杆（**イヤーロッド**）を外耳孔に挿入することにより，常に一定位置で撮影可能である．焦点・被写体正中矢状面間距離は150cm，焦点・フィルム間距離は160cmに設定されている．

　通常は正面と側面のエックス線写真が撮影される．なお，側面エックス線写真の撮影の際には，軟組織フィルターを付与することで，鼻尖や口唇，オトガイの軟組織の画像を描出できる．撮影に際してはフランクフルト平面を床と平行にするように患者を位置づける．

4. CT

　コンピュータ断層法（Computed Tomography：CT）はエックス線管球とエックス線検出器（Detector）を収納したガントリーとよばれる装置と患者を乗せるテーブル部が一体となり，撮影時の操作と画像を形成するコンピュータシステムから構成されている．現在主流のCTはテーブルが一定スピードで移動し，それに連動してエックス線管の連続回転が行われ，連続した体軸方向のらせん状CT（ヘリカルCT）データが採取可能である．また，検出器が16列，32列，64列，80列等，管球がガントリー内で一周する間に16層，32層，64層あるいは80層の断面を採取可能な**Multi-Detectors CT**（MDCT）となり，より短時間に広範囲の撮影ができるようになってきている．

　CTの画像構成原理は，エックス線の吸収による減弱を画像化している．減弱の程度をCT値といい，水のエックス線吸収係数を基本として各組織の係数を算出し画像を形成している．画像はモニタ上に256階調（8ビット）あるいは1024階調（10ビット）の白から黒までのグレーレベルで表示される．

1）特徴

①一般のエックス線撮影では得られない体の横断面画像が得られること，ヘリカルCTにより三次元的画像形成が可能であり，また，任意の断面の設定によりあらゆる方向の断面が画像化（Multiplanar Reconstruction：MPR）することができるようになっている．

②空気から軟組織，骨等，硬組織までCT値として数値化されるため，従来のエックス線撮影では困難であった軟組織が画像化され診断能の向上に寄与している．

③造影CT：悪性腫瘍あるいは炎症等の病巣をより明確に描出することを目的に造影剤を静注し，単純CTでは描出困難な血管，血管が豊富な病巣を画像化することが可能である．より正確な鑑別診断に有用である．

2）歯科用コーンビームCT（CBCT）

　歯科領域のCTとして頭頸部を中心に画像化

を行う撮影装置である．装置の構造は回転するアーム（Cアーム）にエックス線管と画像センサー（CCD，フラットパネルディテクター等）が設置されている．このアームが頭部を回転し，医科用のCTと同様に画像データを収集し，コンピュータで画像再構成を行う．医科用のCTとの違いは，アームの回転がおおよそ1回転で撮影が終了することである．医科用CTの利点である軟部組織の画像化はCBCTにおいては不向きであり，硬組織の画像化が中心となる．空間分解能の比較においてはCBCTが優位である．

近年，パノラマエックス線撮影装置にCBCTシステムを搭載した複合機が開発され普及してきている．特に三次元画像が得られることから，歯根の詳細な診断，インプラントの埋入支援，埋伏歯の正確な位置関係等の診断，治療に必須の装置となっている．

5. 造影検査

顎顔面領域の軟組織に生じた腫瘍あるいは囊胞等は，周囲の組織と同じようなエックス線吸収をするため被写体コントラストの差が得られない．このような場合，病変が正常組織とエックス線吸収の差を生じさせるため，造影剤を血管あるいは唾液腺の導管から注入し，エックス線検査を行う．この検査を造影検査という．

口腔領域で使用される造影剤はヨードを主成分とする非イオン性水溶性造影剤で，アレルギー反応等，有害事象の出現率が低く，安定性に優れたものである．

MRIの場合は，エックス線の吸収差を利用するのと異なり，信号のT1信号の短縮を利用したガドペンテト酸メグルミン（Gd-DTPA）等，常磁性体金属イオンである**ガドリニウム化合物**が使用される．

Ⅳ　MRI

MRI（Magnetic Resonance Imaging）は核磁気共鳴（Nuclear Magnetic Resonance：NMR）現象を利用し，人体に多く分布している水分から発生される電磁波（電波）を用いて断層像を形成する撮影法である．エックス線撮影法と異なり同じ電磁波でも波長の長い（1m前後）電波を利用することから，エックス線による被曝は生じない．

原理は大きな磁石の中に人体を挿入すると，体内に分布する水の分子である水素原子（プロトン，^{1}H）の核が同じ磁場（N極もしくはS極）方向を向く，ここに電波（RFパルス）を照射すると水素原子核はエネルギーを吸収する（核磁気共鳴現象；NMR），電波の照射がなくなると吸収したエネルギーが放出され元の状態に戻る．この現象を**緩和現象**といい，外部に設置されたアンテナから電波を採取し画像を形成する．緩和現象には**縦方向（T_1）**と**横方向（T_2）**の2方向からの緩和がある．時間とともに得られる電波を画像化し診断を行う．

T_1は体内の脂肪から得られる電波であり，強調された画像を**T_1強調像**といい，脂肪があると信号成分が多くなり画面上では白く表示される．一方T_2の場合，流動する水の水素原子からの電波であり，強調された画像を**T_2強調像**という．画面上では白く表示される．

MRIの画像は体内の水分が分布する状態を画像にする撮影方法である．撮影法には各種あるがT_1強調像とT_2強調像が基本となる，その他，脂肪を押さえた脂肪抑制T_2強調像，^{1}Hの含有量の差を強調したプロトン密度強調像，水分子の拡散状態を画像にした拡散強調MRI等があり検査目的に応じた撮影を行う．

MRIの特徴は次のとおりである．

①CT撮影と異なりエックス線を使用しないため骨組織が対象とはならない．人体に分布する水分子の^{1}H原子核からの電波により画像を形成するため，体内の脂肪，水分を含んだ軟組織が対象となる．

②エックス線を使用しないので放射線被曝はない．

③CTは空間分解能に優れているが，MRIは組織分解能に優れている．口腔領域では顎関節円板の診断，軟組織に発生した腫瘍，囊胞，炎症等の診断に優れている．

④1回の撮影で任意の断層面を形成することができる．

欠点として特に注意を要するのは患者が強い磁場の中で検査を行うため，**心臓ペースメーカー，脳内クリップ**は禁忌である．また，磁性体を含んだ化粧品，刺青，金属プレート等は火傷の原因となる．歯冠修復物等に使用される磁性体金属は画像の形成に影響を与える場合がある．

Ⅴ　超音波検査

　超音波を使用した画像形成法である．超音波はヒトの可聴領域と異なり，より波長の短い音は耳では聞くことができない．自然界ではイルカ，コウモリ等が超音波を発信して障害物を認識している．コウモリが夜間でも飛行できるのは超音波を利用しているからである．超音波は可聴音と比較するとより直進性がある．特に水の中では秒間1,540 mの速さがあり，密度の異なる物質の境界で反射する性質がある．これを利用して体内の軟組織を画像化したのが超音波画像である．

　口腔領域ではBモード，ドップラーモードが利用されている．超音波診断装置には超音波の振動子を組み込んだプローブ（探触子）があり，体に密着させて超音波を発信し，同じプローブで反射してきた超音波を受信する．受信した超音波をモニタにリアルタイムで表示を行い診断に利用している．プローブの移動とともにその直下の軟組織の画像が表示される．反射波の強い超音波はモニタ上で白く，弱い場合は黒く輝度として表示される．

　ドップラーモードは血流等，移動する物体の反射波をとらえカラー表示を行っている．プローブに近づく場合は高くなり，遠ざかる場合は低くなる．この効果を利用し近づく場合は青色，遠ざかる場合は赤色等，色を付け血流情報を画像化している．血管の存在等，確認に有用である．

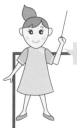

国試に出題されています！

問　65歳の男性．上顎左側中切歯の精査を行うためにエックス線撮影を行った．撮影したエックス線写真を示す．この画像が得られるのはどれか．1つ選べ．（第30回/2021年）

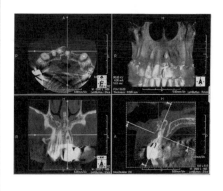

a．磁気共鳴装置
b．口腔内エックス線装置
c．歯科用コーンビームCT
d．パノラマエックス線装置

答　c

SECTION 4

一般臨床検査

Ⅰ　検査の目的

　臨床検査は，病気のため患者の体内に起こっている微妙な変化を客観的に把握する手段であり，**EBM**(科学的**根拠に基づいた医療**)を実践するうえで不可欠である．検査結果は病気の診断や治療方針と効果判定および検診に用いられる．

Ⅱ　検査の倫理と安全

　検査を行う際には，検査の必要性，内容，検査に伴う不快事項，検査時間，検査の項目の意味等について，患者に理解しやすく説明することが求められる．検査資料や結果のみならず検査結果の解釈も患者本人のものであることを確認し，個人情報と患者の権利の保護等を徹底する．

Ⅲ　検査の種類と検査値の評価

　検査には以下の検査がある．
①**生体検査**(生理機能検査)：患者の身体を直接調べる検査
②**検体検査**：患者の身体から取り出した資料(検体)を調べる検査
③**画像検査**：患者の身体内情報をエックス線，超音波等を用いて肉眼的に画像としてとらえる検査

1．体温，脈拍，血圧

1)　体温

(1)　体温測定の意義

　体温調節機構により体温は恒常性があり，寒暑の環境が異なっても一定範囲に保たれるが，疾病により恒常性が保たれなくなり体温は変動する．体温が変動する原因には，生理的，情緒的ストレス，微生物の感染，体内における発熱物質の放出によるもの等がある．生理的な変動として**日内変動**(早朝では体温は低く，午後が最も高くなる)があり，日差1℃以内である．年齢差もあり，幼児期は37℃前後とやや高く，高齢者では低い．体温を測定することは，疾病の有無，その軽重，経過，予後等を判断する指標となる．

(2)　体温の測定法

①体温測定部位：体温の測定は腋窩(腋窩温)，舌下(口腔温)，肛門(直腸温)，耳孔(鼓膜温)等で行われる．一般には腋窩温が用いられ，日本人の**平均腋窩温は35.5〜37.5℃**である．腋窩温と比較すると直腸温が0.6℃〜1.0℃，口腔温は0.2℃〜0.5℃程高い．
②測定器具：水銀体温計が用いられていたが，最近では測定時間の短い電子体温計が主流となっている．特に耳孔用電子体温計は鼓膜温を瞬時(1〜数秒)に測定できる．
③腋窩温測定方法：汗をふいた腋窩に体温計を挟み，先端の部分を，腋窩最深部に前下方30〜45度の角度をつけ皮膚に密着させる．腕を下ろしてその姿勢を保つ．正確な測定(実測値)には10分以上必要であるが，数分程度で予測値が測定できる．

2)　脈拍

(1)　脈拍測定の意義

　心臓の拍動によって生じる動脈壁の振動(拡張)が末血管に伝わったものを脈拍という．脈拍から心臓や血管壁の状態を推察できる．

(2)　脈拍の測定法

①脈拍測定部位：通常は**橈骨動脈**で測定するが，総頸動脈，上腕動脈，足背動脈等でも脈拍が触れる．
②橈骨動脈測定法：橈骨手根関節から1〜2横指中枢側の橈骨動脈の上に，検者の**示指**(人

表2-6　成人における血圧値の分類

分類	診察室血圧（mmHg）			家庭血圧（mmHg）		
	収縮期血圧		拡張期血圧	収縮期血圧		拡張期血圧
正常血圧	<120	かつ	<80	<115	かつ	<75
正常高値血圧	120～129	かつ	<80	115～124	かつ	<75
高値血圧	130～139	かつ/または	80～89	125～134	かつ/または	75～84
Ⅰ度高血圧	140～159	かつ/または	90～99	135～144	かつ/または	85～89
Ⅱ度高血圧	160～179	かつ/または	100～109	145～159	かつ/または	90～99
Ⅲ度高血圧	≧180	かつ/または	≧110	≧160	かつ/または	≧100
（孤立性）収縮期高血圧	≧140	かつ	<90	≧135	かつ	<85

（日本高血圧学会：高血圧治療ガイドライン2019．ライフサイエンス出版，2019，18.）

差し指）と中指の2指，または薬指を加えた3指を軽く置き，指腹で触知する．

(3) 脈拍の観察

患者には測定前から楽な姿勢をとってもらい安静状態を保たせる．

①脈拍数の正常範囲：成人で**60～100回/分**で，低年齢ほど早い．

②脈拍の異常：成人では脈拍数が**100回/分より多い場合を頻脈**といい，神経的な緊張，ショック，甲状腺機能亢進症，貧血等でみられる．一方，**60回/分未満を徐脈**といい，甲状腺機能低下や脳圧亢進時にみられる．スポーツ選手や高齢者は徐脈傾向を示す．

脈拍が規則正しいものを**整脈**，不規則なものを不整脈という．不整脈で詳細な検討を行う場合には心電図が必要である．

3）血圧

(1) 血圧測定の意義

血圧とは，心臓から拍出された血液が動脈壁に及ぼす圧力のことである．血圧を左右する因子には，①心臓拍出量，②循環血液量，③血管壁の抵抗性，⑤血液粘稠度があり，これら因子の変化で血圧は変動する．その範囲が正常より高いか低いかによって，高血圧あるいは低血圧を判断する．心臓の収縮期に最高血圧（**収縮期血圧**）を示し，拡張期に最低血圧（**拡張期血圧**）を示す．収縮期血圧と拡張期血圧の差を**脈圧**という．

(2) 血圧の測定法

①測定器具：電子圧力柱血圧計*，アネロイド式血圧計および自動血圧計が一般的に使用さ

れる．処置中にモニタリングする場合は自動血圧計が用いられる．

*水銀柱の代わりに電子式のアナログ柱を用いた血圧計（2021年以降，水銀を使用した機器の製造・輸入が禁止されたため，医療機器としての水銀式の体温計や血圧計の使用は減っていく）．

②測定法：測定前は患者に安静を保たせる．上腕の測定部と心臓の高さが同じになるようにし，上腕は衣類で圧迫しないようにする（ただし，薄い服であれば，上から巻いても測定値への影響は少ない）．マンシェット（圧迫帯）の下縁が肘関節1～2cm上の位置で，指が2本入る程度に巻く．聴診器を上腕動脈上に置きマンシェットを加圧していくと血管音（コロトコフ〈Korotkoff〉音）が聴診でき，さらに血管音が消失するまで加圧する．徐々に減圧していき，血管音が聞こえ始めたときの最高血圧，血管音が消えたときの最低血圧を読む．

③血圧の評価：血圧は最高血圧/最低血圧mmHg（水銀柱ミリメートル：圧力の単位）で表す．成人における血圧値の分類を**表2-6**に示す．

4）呼吸

呼吸数の正常範囲は成人で**12～20回/分**である．9回以下を徐呼吸，25回以上を頻呼吸という．

5）経皮的動脈血酸素飽和度〈SpO_2〉

酸素と結合しているヘモグロビンの割合（酸素飽和度：SO_2）は，呼吸や循環状態の指標として有用である．**パルスオキシメータ**はプロー

表2-7　血液一般検査

項目	検査の内容	基準値
赤血球数	末梢静脈血1μL中の赤血球の数	男430〜560万/μL，女380〜500万/μL
ヘモグロビン濃度	赤血球に含まれるヘモグロビンの濃度	男13.5〜17g/dL，女11.5〜15g/dL
ヘマトクリット値	血液中に占める赤血球の容積比率	男40〜50%，女35〜45%
白血球数	末梢静脈血1μL中の白血球の数	3,300〜8,600/μL
血小板数	末梢静脈血1μL中の血小板の数	15〜35万/μL

ブ（センサー）を**指先**や**耳朶**（じだ）に装着して非侵襲的にSpO_2と脈拍を測定できる．**平常時の値から3〜4%以上の低下や90%以下は低酸素**（呼吸不全）と考えられる．

2.　血液一般検査（表2-7）

血球の数や形態，血球の比率等を調べる検査である．

1）赤血球の検査

貧血は血液中の**赤血球数**や赤血球に含まれる**ヘモグロビンが減少した状態**である．

一方，赤血球が増える疾患にはまれではあるが多血症がある．また，**脱水**によって血液内の血漿量が減少すると，相対的に赤血球濃度が高く（ヘモグロビン濃度や**ヘマトクリット値の上昇**）なる．

2）白血球の検査

白血球数の他，白血球分画：白血球総数中の顆粒球（好中球，好酸球，好塩基球），リンパ球，単球の割合（単位：%）を検査する．

感染症では白血球数が増加する．白血球の約半分（40〜70%）は**好中球で細菌感染によって増加**し，あとの残りのほとんどがリンパ球（25〜45%）でありウイルス感染時に増える．

炎症で好中球の需要が増大し，骨髄から未熟な好中球の比率が増大することを**核の左方移動**という（**図2-20**）．

好酸球，好塩基球，単球の割合はそれぞれ数%であり，アレルギー疾患等で増加する．

3）血小板の検査

血小板の機能は一次止血である．一般に血小板数が10万/μL以下を血小板減少症といい，5万/μL以下では紫斑を生じやすく，止血困難となる．

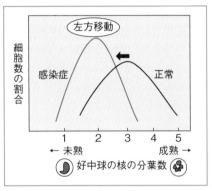

図2-20　好中球の核形移動

3.　血液生化学的検査

血清中に含まれる種々の成分（糖，タンパク質，脂質，電解質，酵素，ホルモン等）の量を調べる検査である．

1）酵素検査

内臓（細胞）には多くの酵素が存在し，臓器の障害により細胞から血中へ酵素が流出するため，その血中濃度の測定値は疾患の診断に有用となる．

・**肝機能検査**：ビリルビン（胆汁排泄），**AST**，ALT，**γGT〈γ-GTP〉**，ALP，ChE，等

2）タンパク検査

・肝・腎機能検査，栄養状態：総タンパク〈TP〉，**アルブミン（3.5mg/dL以下が低栄養の目安）**等

3）タンパク窒素化合物

・腎機能検査：尿素窒素〈UN〉，**クレアチニン**等

4）糖代謝の検査

空腹時血糖〈FBS〉（126mg/dL以上を糖尿病型と判定），**HbA1c（6.5%以上を糖尿病型と判定）**

II編　臨床歯科総論

表2-8　B型肝炎ウイルスの抗原抗体の臨床的意味

検査項目	結果			陽性の臨床的な意味
HBs抗原	＋	＋	－	HBVに感染している
HBs抗体	－	－	＋	HBVの感染経験がある．HBVワクチン接種後
HBe抗原	＋	＋	－	HBVの増殖力が強い
HBe抗体	－	＋	＋	HBVの増殖力が弱い
感染力	＋＋	＋	－	抗原が陽性の場合に感染力が強い

5）脂質検査

中性脂肪(150mg/dL以上)，HDLコレステロール(40mg/dL以下)が脂質異常症としてメタボリックシンドロームの診断基準となる．また総コレステロール(150mg/dL以下)は低栄養評価の目安として用いられる．

4．免疫血清学的検査

血清を用い抗原抗体反応(免疫反応)を応用して，感染症やアレルギー，自己免疫疾患の検査をする．

1）感染症関連の検査

①C反応性タンパク〈CRP〉：炎症や細胞・組織破壊が起こると血中に増加する．

2）ウイルス性感染症の検査

ウイルスは分離・培養が困難であるため，血清中の抗原・抗体を調べ，感染の有無や感染力を判定する．

①B型肝炎ウイルス〈HBV〉の検査：**感染力の推定が可能**である．**スクリーニング検査では HBs抗原検査を行う**(**表2-8**)．

②C型肝炎ウイルス〈HCV〉の検査：HCV抗体

③ヒト免疫不全ウイルス〈HIV〉の検査：HIV抗体

3）アレルギーの検査

IgEの定量等

4）自己免疫疾患の検査

自己免疫疾患には関連が強い自己抗体がみられる．抗核抗体(全身性エリテマトーデス)，リウマトイド因子〈RF〉(関節リウマチ)，抗SS-A/Ro抗体またはSS-B/La抗体(Sjögren〈シェーグレン〉症候群)等がある．

5．出血・凝固検査

出血性素因とは，止血機構に障害があり，全身的に出血しやすい，または容易に止血しにくい状態のことである．止血の機序を考え，①血管壁の異常，②血小板の異常(数および機能)，③血液凝固因子(内因性・外因性)の異常，④線溶能について調べる．

1）スクリーニング検査

①血小板数

②活性化部分トロンボプラスチン時間(APTT)：内因系凝固因子のスクリーニング検査．主に血友病の検査に用いる．

③プロトロンビン時間(PT)：外因系凝固因子のスクリーニング検査．最近は正常血漿のプロトロンビン時間で除したPT-INR(プロトロンビン時間国際標準比)(基準値：0.9〜1.1)が一般的に用いられる．

④フィブリン・フィブリノゲン分解産物(FDP)：線溶亢進状態の把握に用いられる検査であり，播種性血管内凝固症候群〈DIC〉や血栓症の診断時に有用である．

6．血液型・輸血関連検査

血球がもつ抗原の違いによる血液の分類を血液型という．ABO式血液型(A，B，AB，O)とRh式〔Rh(＋)，Rh(－)〕は輸血に際して重要な検査である．

1）ABO式血液型検査

2種類の判定用血清(抗A血清・抗B血清)に被検者の赤血球を加えて凝集反応を観察する，**オモテ試験**と，被検者の血清にすでに血液型のわかっているA型とB型の血球を加えて**凝集反応を観察するウラ試験**がある(**表2-9**)．実際に輸血する場合には，輸血用血液と患者血液を用いて**交差適合試験(クロスマッチ)を行い**輸血可能か判定する．

表2-9　血液型検査の判定

血液型	オモテ試験（赤血球が検体）		ウラ試験（血清が検体）	
	抗A血清	抗B血清	A型血球	B型血球
A	＋	－	－	＋
B	－	＋	＋	－
AB	＋	＋	－	－
O	－	－	＋	＋

＋：凝集あり　－：凝集なし

2）Rh式血液型検査

判定用抗D血清に被検者の赤血球を加えて，凝集するものをRh（＋），凝集しないものをRh（－）と判定する．日本人のRh（－）の出現率は0.5％である．

3）HLA（ヒト白血球抗原）検査

ヒト白血球抗原を調べるもので，臓器移植や造血幹細胞移植前に行う．

7．尿検査

尿は，腎臓で血液を濾過してつくられる排出物で，尿路系の異常のみではなく，代謝産物の大部分が尿中に出現するため全身状態を示す情報源となる．尿の採取は，通常患者に苦痛を与えず繰り返し行えるうえに，簡易尿検査（スティック状の試験紙で一度に多くの項目について簡単に定性検査ができる）は，スクリーニング検査として重要である．

1）尿量

健康成人では1日尿量は1,000～1,500mLの尿量がある．尿量が**2,500mL/日以上を多尿，400mL/日以下を乏尿**，尿が全く出ない場合（100mg/日以下）を無尿という．

2）定性検査

①**尿糖**：糖尿病等で血糖値が160～180mg/dL以上で尿糖が出現する．

②**尿ケトン体**：糖質の供給が十分でない（飢餓等）ときや，糖質代謝が不十分（**糖尿病**）なときに出現する．

その他，尿タンパク，ビリルビン，ウロビリノゲン，潜血等の項目が測定できるが正常では検出されない．

8．微生物学的検査

1）塗抹検査

患部より採取した検体をスライドガラスに塗抹・染色して原因菌の有無，および種類を観察・検査する．

2）細菌培養検査

細菌を培養して発育の有無を確認し，正確な菌の種類（細菌名）を特定する．

3）薬剤感受性試験

培養同定した細菌に対する抗菌薬の有効・無効（細菌の抵抗性）を調べる．一般的には最小発育阻止濃度（MIC）を測定する希釈法とディスク法とがある．

4）核酸増幅検査

Polymerase Chain Reaction法〈PCR法〉に代表される遺伝子検査．極微量な検体（血液，組織，細菌，ウイルス等）であっても，含まれる極微量のDNAから，増幅された特異的配列を検出して目的の微生物や遺伝子配列の存在を確認する．

感染症の診断として，①培養困難な病原体の検出（ウイルス等），②培養，同定に時間を要する病原微生物（結核菌等），③緊急対応が必要な感染症の起因微生物等に応用される．

9．病理組織学的検査

病的細胞や組織を採取し，顕微鏡を用いて観察することにより病理診断をする．

1）細胞診

病変組織，体腔液（腹水，胸水），喀痰等を採取し，含まれる細胞を顕微鏡で観察し，異常細胞（主に腫瘍細胞）の有無を判定する．

①**剥離（擦過）細胞診**：病変部をこすり取ったり，剥離した細胞をスライドガラスに採取する．

②穿刺吸引細胞診：組織内に針を刺入し細胞を採取する.

2) 組織診

病的組織の一部を切除して，顕微鏡所見から診断(病理診断)することを組織診(生検：バイオプシー)という. 一般に切除した組織は**固定液**(10%**ホルマリン**)に入れ，細胞融解や腐敗を防ぐ(固定).

3) 病理解剖学的検査(剖検)

病気の種類やその本態，治療効果，死因等の解明のために，死亡した人を解剖し，全身の肉眼的および顕微鏡的観察をする.

10. 金属アレルギー検査

歯科用金属の遅延型アレルギー(IV型)の原因金属を同定する検査.

1) パッチテスト

金属塩溶解液の試薬を塗布した専用の絆創膏を背中に貼り，2日後に絆創膏をはがし，除去後，皮膚に現れた反応を2日目，3日目，7日目の3回判定する.

2) DLST〈薬剤誘発性リンパ球刺激試験〉

採血した血液からリンパ球を分離して，疑われる薬剤(金属イオン)とともに培養し，薬剤による刺激変化があるかどうかをみる.

11. 心電図，筋電図検査

1) 心電図検査

心筋から発生している微弱な電気信号を体の表面に付けた電極でとらえて波形として記録し，その波形から心臓の状態を把握する検査. 12誘導心電図検査の他，**運動負荷心電図検査**や**ホルター心電図検査**(24〜48時間連続的にポータブル心電図記録計を装着し日常生活時を記録して解析)がある.

2) 筋電図検査

筋肉の活動性を調べる検査で，筋肉の異常(筋力低下・筋萎縮)が筋自体の異常か，神経に由来するのかを調べる検査である. 表面筋電図検査と細い針を筋肉に刺して行う針筋電図検査がある.

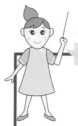

国試に出題されています！

問 PCR〈Polymerase Chain Reaction〉法を用いた微生物学的検査で，検出する成分はどれか. 1つ選べ. (第31回/2022年)

a. DNA
b. 脂質
c. 糖質
d. アミノ酸

答 a

46

III 編

臨床歯科医学
歯・歯髄・歯周組織の疾患と治療

保存修復治療

歯の硬組織疾患の種類と検査法

Ⅰ う蝕とリスクファクター

1. う蝕

　う蝕は，歯周病とともに歯科の二大疾患であり，う蝕原生微生物の歯面への付着を起点として発症することから感染症の1つである．その発症にはう蝕原生微生物のみならず，多くの因子が関与しており，環境的な因子も大きく関与していることから，歯周病とともに生活習慣病としてもとらえられる．

2. 脱灰と再石灰化

　う蝕はう蝕原生微生物が糖類を分解し，その代謝産物である有機酸が歯の無機質を溶解（**脱灰**）することで発症する．また口腔内の環境によっては唾液中の無機質等が歯に再び沈着する**再石灰化**も起こる．すなわち，本来，う蝕とは脱灰・再石灰化の流動的なプロセスを指す．脱灰が進むと表層の歯質が崩壊し，実質欠損を生じる．この欠損を**う窩**という．

3. 初期エナメル質う蝕

　う蝕の初期段階では，エナメル質が脱灰され

るが，表層の10〜20μmは石灰化度が高く，そのため脱灰は最表層ではなく，表層下10〜20μmのエナメル質内で脱灰が進行する．これを**表層下脱灰**とよぶ．臨床的には肉眼的に**白濁像（白斑）**として認められ，また，環境が整えば**再石灰化**が可能である．

4. 象牙質う蝕

　象牙質まで及んだう蝕は，エナメル質からエナメル-象牙境から象牙質へと進行していく過程で円錐形の病変を形成する．これを**う蝕円錐**という（**図3-1**）．象牙質う蝕の病変部は，その特徴から①**多菌層**，②**寡菌層**，③**先駆菌層**，④**混濁層**，⑤**透明層**，⑥**生活反応層**の6つの層に分類される（**図3-2**）．また，①〜③の層は**外層**とよばれ，脱灰とコラーゲン線維の破壊および細菌感染が認められ，生活反応もない．一方，④〜⑥は**内層**とよばれ，脱灰は軽度で，コラーゲン線維の破壊は認められない．また，細菌感染はほとんど認められず，生活反応もあり，再石灰化によって修復される可能性がある．

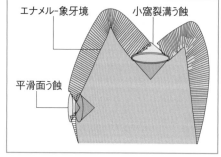

図3-1　う蝕円錐[10]
エナメル小柱の構造，またエナメル-象牙境の存在にもより，象牙質内まで進行したう窩は，独特の円錐形の進行形態を示す．

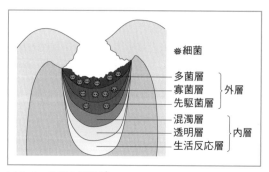

図3-2　う窩の構造[10]
表層下脱灰が破壊され，歯質内部に感染が生じると，象牙質の脱灰も加わりう窩を形成する．

表3-1　急性う蝕と慢性う蝕の比較[11]

	急性う蝕	慢性う蝕
う蝕の進行	穿通性	穿下性
自然着色	黄色，淡黄色	褐色，黒褐色
軟化象牙質の量	多い	少ない
透明（硬化）象牙質の量	ほとんどない	多い
う蝕円錐の形態	不明瞭	明瞭
年齢	若年者（学童期）	中高年齢者
修復象牙質の形成	少ない	多い
う蝕検知液への染色性	判別しやすい	判別しにくい

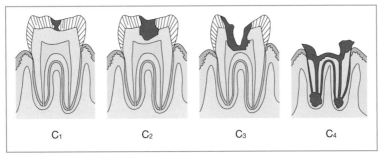

図3-3　C_1〜C_4の分類[10]
C_1（う蝕症第1度）：う蝕がエナメル質内にとどまるもの（エナメル質う蝕）.
C_2（う蝕症第2度）：う蝕が象牙質に及ぶもの（象牙質う蝕）.
C_3（う蝕症第3度）：象牙質う蝕が進行し，歯髄腔との交通があるか疑われ，歯髄または感染根管の治療が必要となる.
C_4（う蝕症第4度）：う蝕により歯冠が崩壊し，残根状態となったもの.

5. う蝕の病態と分類

1）う蝕の後発部位

①小窩・裂溝，②隣接面，③歯頸部がう蝕の二大好発部位とよばれている.

2）う蝕の主な分類

（1）う蝕の部位による分類

咬合面，隣接面，歯頸部，隣接面，根面う蝕等，う蝕が発症した部位で表す.

（2）う蝕の進行速度，進行形態による分類

①急性う蝕と慢性う蝕（表3-1）

急性う蝕は若年者に多く認められ，急速かつ穿通性に進行し，う蝕円錐は不明瞭である．また，感染・脱灰により軟化した象牙質の量は多いが，変色はほとんど認められない（淡黄色）.

一方，慢性う蝕は成年期以降に多く認められ，進行は比較的遅く穿下性に広がり，う蝕円錐は明瞭である．急性う蝕と比較して感染・脱灰により軟化した象牙質の量は少なく，軟化の程度も低い．また，病変部は褐色〜黒褐色を呈する.

②う蝕の活動性による分類

主に根面う蝕に対する分類に用いられる．病変部に対して探針を用いた触診で分類したものである．病変部が軟化しており，探針が容易に挿入できるもの（Soft）と，探針は挿入できるが，引き抜く際に抵抗感を認めるなめし革状の病変（Leathery）を活動性う蝕とし，病変部に探針が挿入できず，健全な歯根面と同程度の硬さのものを非活動性（停止性）う蝕としている（p.51参照）.

（3）う蝕の深さと治療の概略を示す分類

日本国内で，歯科検診や健康保険での治療の病名として用いられる．CO，C_1〜C_4に分類される（図3-3）．COのOはObservation（観察）を指し，表層下脱灰による白斑のようにう窩は存在せず，修復処置は必要ないが，経過観察，

口腔衛生指導，予防処置が必要となるものである．

6. う蝕のリスクファクター

う蝕のリスクファクターとは，将来的に歯質が脱灰される危険因子である．治療のみならず，う蝕の予防や，治療後の口腔管理にはこれを評価，改善することが重要である．また，ライフステージによっても変化することから，各年代で介入方法を検討する必要がある．

う蝕のリスクファクターには患者自身のもつ抵抗性（唾液の量・質・緩衝能，口腔清掃の状態，フッ化物の使用），う蝕の原因となる細菌の数，および糖質の摂取（飲食の回数）がある．

Ⅱ　う蝕以外の歯の硬組織疾患

1. 歯の損耗（Tooth Wear）

外的な作用や加齢に伴う経年変化によって歯が損失したり摩耗した病態を**歯の損耗（Tooth Wear）**という．歯の損耗には①摩耗症，②咬耗症，③酸蝕症がある．

1）摩耗症

歯ブラシ等の外来からの機械的な刺激によって歯が摩耗した状態を指し，唇・頬側歯頸部において，断面がくさび状の欠損を呈するものが多く，これを**くさび状欠損（Wedge Shaped Defect：WSD）**とよぶ．くさび状欠損の成因は，咬合力による歯の歪みよって歯頸部歯質が損壊（**アブフラクション**）し，ここに歯ブラシの誤用（圧，ブラシの動かし方）による摩耗が加わり発症すると考えられている．

2）咬耗症

咬合が原因となって歯の損耗を引き起こすもので，加齢に伴う経年変化として認められる．咬合力が強い場合や，歯ぎしりやくいしばりのような**異常咬合（ブラキシズム）**があると，加齢による経年的な欠損以上の損耗が生じる．

咬合の影響を受けやすい部位である臼歯部咬合面や下顎前歯部切縁に発症し，損耗が進みエナメル質が消失すると，象牙質が露出し，象牙質知覚過敏を訴えることがある．

3）酸蝕症（侵蝕症）

酸性物質（口腔内の細菌由来の酸ではないもの）によって歯が脱灰されて実質欠損を生じる病変である．以前は酸を取り扱う工場で発生する酸性ガスによって発症した産業性のものが認められたが，現在では酸性飲食物の多量摂取によるものや，過（拒）食症や逆流性食道炎の胃酸によるものが問題視されている．

2. 歯の破折・亀裂

転倒や打撲等で歯に強い外力が加わると，歯が破折することがある．また，う蝕や咬耗によって生じた薄い歯質が，通常の咀嚼・咬合でも破折することがある．歯の破折は歯冠全体に及ぶ場合もあれば，一部が破折したり，軽度であれば亀裂のみが認められる場合もある．

無髄歯では歯質が脆くなり，また，残存歯質が少ない場合が多く，強い外力が加わらなくとも歯冠・歯根部とも破折しやすくなる．

3. 形成不全・形態の異常

1）エナメル質形成不全

軽度なものではエナメル質表面の白濁程度であるが，重度のものではエナメル質に実質欠損を認める．遺伝的な原因の他に，乳歯の根尖性歯周炎によって後継永久歯の歯冠部に形成不全を起こす**ターナー歯**や，フッ化物を多く含む飲料水地域（海外）において，歯の形成期にフッ化物を過剰に摂取することで発症する**斑状歯（歯のフッ素症）**等がある．

2）代表的な歯の形態異常

（1）円錐歯（矮小歯）

上顎側切歯に好発し，審美的に問題となる場合がある．

（2）中心結節

下顎小臼歯咬合面にみられる突起状の結節である．結節部には歯髄が存在している場合もあり，また，破折やそれに伴う歯髄炎を起こすことがあるため，注意を必要とする．

（3）その他の形態異常

カラベリー結節（上顎大臼歯近心舌側咬頭舌側面），臼後結節（上下顎智歯遠心面），臼傍結節（上顎大臼歯近心頬側面），棘突起（上顎中切

歯口蓋側面），癒合歯（下顎前歯部）等がある．また，先天性梅毒によって起こる形態異常で，ハッチンソン歯，フルニエ歯がある．

4．歯の変色・着色

歯の変色には歯の表面からの変色による**外因性**のものと，歯質内部からの変色による**内因性**の変色に大別される．

1）外因性の変色

飲食物の色素成分，う蝕，修復物に含まれる金属性の色素沈着による変色等がある．

2）内因性の変色

歯の形成期や形成後の歯質内部より色素が取り込まれることで起こる．歯の形成期に由来するものでは，**テトラサイクリン系抗菌薬による**ものや，フッ化物の過剰摂取による歯のフッ素症等がある．形成後に起こるものでは**歯髄由来の変色**があり，歯髄内での出血や**無髄歯（失活歯）**となることで変色することがある．

5．象牙質知覚過敏症（Dentin Hypersensitivity：Hys）

Tooth Wearや歯肉退縮に伴う歯根面の露出等で，有髄歯（生活歯）の象牙質が口腔内に露出することで発症する．冷刺激や歯ブラシの接触等で**鋭い痛みが誘発**されるが，そういった刺激が取り除かれるとすぐに疼痛は消失する（**一過性**）．

Ⅲ　高齢者の歯の硬組織疾患

1．高齢者の歯の硬組織疾患の特徴

う蝕のリスクはライフステージによって変化することが知られており，小児期を過ぎると減少傾向にあるが，高齢期になると再び上昇する．これは高齢者は加齢や全身疾患および服用薬剤の影響で唾液量の減少が起こり，また歯根面の露出や日常のセルフケアが困難なこと等に起因している．

非う蝕性の疾患では，咬耗症や摩耗症に代表される損耗性疾患や歯の破折が増加する．日常的な咬合・咀嚼，ブラキシズムや歯ブラシの不適切な使用によるもので，長年にわたり繰り返されることで壮年期以降に発症し，高齢期では多く認められる．

2．根面う蝕

1）根面う蝕の特徴

超高齢社会をむかえ，加齢および歯周病によって歯根面が露出した歯は増加しており，それに伴って根面う蝕も増加傾向にある．歯根面はエナメル質が存在せず，容易に脱灰され，またプラークコントロールが困難であることもあり，容易に発症する．そのため，セルフケアはもちろんのこと，専門家による予防・管理が重要である．

病態は慢性う蝕の特徴と一致する項目が多いが，進行すると歯頸部を取り囲むように**環状の進行形態**を取ることが多く，う蝕円錐は不明瞭である．また発症に関与する細菌も通常の歯冠部のう蝕とは異なると考えられている．

2）根面う蝕の臨床的分類と治療方針

根面う蝕を検査するときに，病変部の硬さの違いによって臨床的に分類する方法が用いられ（**表3-2**），**活動性と非活動性（停止性）う蝕**に分類される．

活動性が低いと判断されれば，フッ化物の応用等，再石灰化療法を行い，活動性や進行に変

表3-2　根面う蝕の臨床的分類[11]

	表面性状	診断基準	病変の状態
soft lesion	軟らかい	探針が容易に刺入できる	活動性 / active lesion
leathery lesion	なめし革様	探針は刺入できるが引き抜く際に抵抗がある	活動性または非活動性
hard lesion	健全歯根面と同程度の硬さ	探針の刺入はできない	非活動性 / inactive lesion

化がないか定期的な管理・観察を行う．一方，活動性が高いと判断されたものや，う窩を形成しているものでは，感染部の除去および修復処置を行う．

Ⅳ 歯の硬組織検査

本項では代表的な歯の硬組織の検査法を列挙する．歯の硬組織の検査に先立ち，医療面接（問診）を十分に行い，その後，以下の検査で客観的な情報を得る．

1. 視診

もっとも基本的，かつ重要な検査で，最初に行われる．歯のみならず，歯周組織，歯列，口腔粘膜等をデンタルチェアの無影灯下でよく観察し，疾患の有無や異常な状態を識別する．直視が困難な部位はデンタルミラーを使用する．歯面を観察する際は，プラークや着色で汚れている場合には清掃後に，よく乾燥させて観察するのが望ましい．

2. 触診

エキスプローラー（探針）を用いて，う蝕の硬さ，微小な欠損や修復物と歯質のギャップ等を検査する．象牙質知覚過敏症が疑われる部位の確認でも行われる場合がある．隣接面部にう蝕（う窩）が疑われる場合は，デンタルフロスを通過させることで検査する．

3. 打診

ピンセット等で歯を軽く叩き，そのときの痛みや違和感の有無を健全歯と比較，確認する．歯を垂直方向に叩く場合（垂直打診）と水平方向に叩く場合（水平打診）があり，歯根の根尖部に病変があると垂直打診に反応し，歯根側方に病変があると水平打診に反応する．

4. 歯の動揺度測定

歯周病や歯の破折等の検査で行われ，ピンセットを用いて歯の水平的および垂直的に動かし，動揺度を測定する．

5. 温度診

歯冠部に冷刺激（エアー，氷片）や温熱刺激（加熱したストッピング）を加え，疼痛の有無，強度，持続時間を調べる．象牙質知覚過敏症や歯髄炎の検査で用いられる．

6. 歯髄電気診（Electric Pulp Test：EPT）

歯髄電気診断器を用いて行う検査で，**歯髄の生死の判定**に用いられる．機器の先端部を歯面（唇・頬側面が多い）に当てて，歯に電流を流し，違和感や痛みの有無を確認する．違和感や痛みがあれば歯髄は生活している可能性が高いと判断する．

7. エックス線検査

歯の硬組織の検査として重要かつよく行われる検査である．う蝕や破折の検査以外にも，歯根膜，歯槽骨等の歯根周囲組織の検査や修復物の適合性の確認等でも行われる．専用のフィルムやCCDを口腔内に挿入し，2～3歯程度の範囲を撮影する口内法エックス線撮影や，顎骨を含めて全顎的に総覧できるパノラマエックス線撮影が一般的である．

8. 透照診

イルミネーターやレジン重合用の光照射器で，歯の側方より強い光をあてることで**隣接面う蝕や歯の亀裂**の有無を検査する．う蝕や亀裂があると，病変部で光が乱反射し，暗く観察される．

9. インピーダンス測定

インピーダンス測定装置を用いてう蝕（う窩）の電気抵抗値（インピーダンス値）を測定することで，う窩の深さを検査する．測定環境によって値が影響を受けやすいため，現在はあまり用いられないが，国家試験には出題されている．

10. レーザー蛍光強度測定（図3-4）

レーザー蛍光強度測定装置（商品名：ダイアグノデント　ペン）を用いて半導体レーザー（波長655nm）（可視光：赤色）を被検歯に照射し，発生する蛍光の強度を測定する．蛍光強度は数

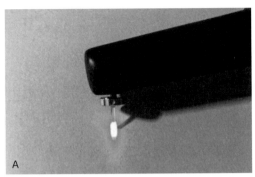
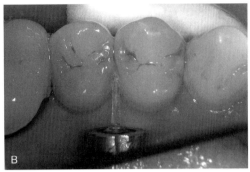
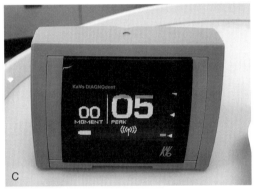

図3-4　レーザー蛍光強度測定装置を用いたう蝕検査
A：レーザー蛍光強度測定装置（先端部）.
B：測定中.
C：測定値はディスプレイ上に表示される.

値化されたものがディスプレイ上に表示され，**不顕性う蝕**（隠れう蝕）の検出および，**う蝕の進行および対応の目安**とする．機器に装着するプローブには小窩・裂溝用と隣接面用がある．

使用状況等を調べ，う蝕に罹患するリスクを客観的に判断する．個々の患者の罹患リスクを測定することで，治療や口腔内管理の指標となる．

11. 接触点の検査

隣接する歯は一定の強さで接触している必要があり，隣接面部に対して修復処置を行う場合や，残存歯の隣接面に食片圧入等の問題がある場合に行われる．検査にはデンタルフロスや**コンタクトゲージ**が用いられ，これらを隣接面に挿入して行う．

12. 咬合検査

咬合紙や専用のワックスで患歯の咬合関係を検査する．修復部の咬合状態の確認や咬合の異常で生じる疾患（くさび状欠損，咬合性外傷）の検査に用いられる．

13. う蝕のリスク検査

唾液中の細菌数，プラークの付着量，飲食回数，唾液の分泌量，唾液の緩衝能，フッ化物の

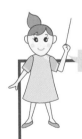

国試に出題されています！

問　歯の硬組織疾患と原因の組合せで正しいのはどれか．2つ選べ．（第31回/2022年）

a. 酸蝕症　*Streptococcus salivarius*
b. くさび状欠損―機械的刺激
c. 歯のフッ素症―遺伝的要因
d. 象牙質知覚過敏症―根面露出

答　b, d

Ⅲ編　保存修復治療

う蝕治療の流れ

Ⅰ 診療のステップ

1. 受付および予備的な検査

受付時もしくは診療室に誘導後，主訴，現病歴，既往歴等を聴取する．受診時に受付にて患者自身に問診票を記入してもらい，それを参考にしながら診療室で実際に医療面接をすることが多い．

2. 検査

医療面接（問診）および，視診，触診を行い，加えてエックス線検査等，必要な検査をさらに行う．検査の前後で必要に応じて口腔清掃や除石を行うことがある．

3. 診断と治療計画

医療面接や検査で得られた情報を基に，主訴に対する診断と治療法，治療期間，治療後の経過等の治療方針を患者に伝える．治療に対する患者の同意が得られれば実際の処置へと進む．

4. 前準備

歯の切削や修復処置を行う前に必要となる術野の清掃・消毒，局所麻酔，歯間分離等の前準備（SECTION 3参照）を行う．

5. 窩洞形成

感染歯質の除去や，欠損部をそれぞれの修復方法に適した形態に整える．間接法修復では，窩洞形成後に印象採得，仮封まで行い，修復物が完成する頃に再度来院してもらう．

6. 修復材料の塡塞（充塡）もしくは修復物の合着（接着）

直接法修復では，窩洞に修復材料を塡塞（充塡）し，形態を付与した後に修復材料を硬化さ

せる．間接法修復では，仮封を除去した窩洞に完成した修復物を歯科用セメントで合着（接着）する．

7. 仕上げと研磨

修復物の塡塞・硬化後，必要に応じて形態修正や咬合調整を行い，最後に修復物の研磨を行う．

8. 患者への指導

修復時に局所麻酔を行っている場合には，しばらくの間，歯のみならず周囲組織も感覚が麻痺している．そのため，口唇や頬粘膜を誤ってかんで咬傷とならないように，また，熱い飲食物で火傷をしないように指導する．また，仮封や修復物の種類によっては咬合（咀嚼）を制限する場合もある．

SECTION 3 前準備

Ⅰ 前準備とは

歯の切削や修復処置を行う前に必要となる術野の清掃・消毒，防湿，歯間分離，歯肉排除，隔壁等の処置を（修復）前準備という．

Ⅱ 前準備の種類

以下に修復前準備で特に重要と思われるものを列挙する．

1. 防湿法

歯の処置時に唾液や呼気中の水分から隔離し，円滑で確実な処置を行うために行われる．ラバーダム法とロール綿を用いた簡易防湿法がある．

1）ラバーダム法

穿孔したラバーシートを患歯単独もしくは周囲の歯も含めて連続して装着し，歯冠部だけをシート上に露出させ，クランプで固定する．ラテックスアレルギーの患者に使用する場合はラテックスフリーのシートを使用する．

ラバーダム法の利点は次のとおりである．

①**唾液や呼気中の水分から隔離**できる（これにより処置を確実に行うことができる）

②舌，頬粘膜，歯肉の排除による**術野の明示とこれら口腔軟組織を保護**できる

③小器具の**誤飲・誤嚥や薬剤の口腔内への流出を防ぐことができる**

一方，欠点としては

①装着するのに時間を要する

②口呼吸の患者には不適である

③クランプを装着する歯が脆弱であると，歯が破折する可能性がある

等があげられるので注意が必要である．

2）簡易防湿法

ロール綿やガーゼを患歯の唇・頬側や舌側に置き，唾液から隔離する方法である．簡便に行うことができる一方，効果は一時的で，呼気中の水分や歯肉溝滲出液から防湿することはできない．

2. 歯間分離法

隣接する歯を生理的な可動範囲で離開することで，隣接面部の検査，切削，修復操作を確実に行う方法である．その方法は**即時歯間分離法**と**緩徐歯間分離法**に大別され，保存修復治療では主に即時歯間分離法が用いられる．

歯間分離の目的は次のとおりである．

①**隣接面の検査を容易に**する

②**窩洞形成，隔壁，修復物の塡塞，研磨を容易にする**

③歯間分離することで隔壁の厚みを補償し，**接触点の回復を確実にする**

1）即時歯間分離法

診療中ただちに歯間分離効果が得られる方法で，**ウェッジやセパレーター（歯間分離器）**が用いられる．

（1）ウェッジ

木製やプラスチック製の**くさび（ウェッジ）**を歯間鼓形空隙に圧入して用いる．ウェッジには歯間分離以外にも隣接面の切削をより容易にし，かつ歯間乳頭を保護する目的で**切削前に歯間にウェッジを挿入**することがあり，これを**プレウェッジ（法）（図3-5）**という．

（2）セパレーター（歯間分離器）

歯間分離には専用の器具が使用される場合があり，セパレーター（歯間分離器）とよばれる．セパレーターには3種類あり，以下にその種類と特徴を示す．

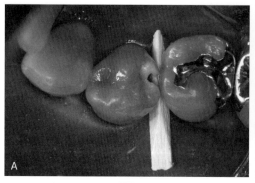
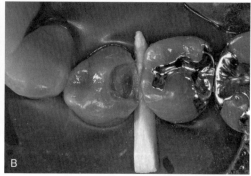

図3-5　プレウェッジ法（⎣6 遠心部）
A：隣接面部を切削する前にウェッジを挿入する.
B：ウェッジを挿入した状態でう窩の開拡を行った.

①アイボリー型セパレーター

　前歯部に用いられ，くさびの原理で歯間を分離する

②エリオット型セパレーター

　主として臼歯部に用いられ，くさびの原理で歯間を分離する

③フェリア型セパレーター

　前・臼歯両方に使用可能で，歯間分離する両歯をそれぞれ反対方向に引き離す力（牽引力）で歯間を分離する

2）緩徐歯間分離法

　次回来院時まで等，時間をかけて徐々に歯間を分離する方法である．主に歯科矯正治療時に弾性ゴム（エラスティックセパレーター）を用いて行われる.

3．歯肉排除法

　歯肉辺縁付近もしくは歯肉縁下の検査，窩洞形成および修復処置を確実に行うことができるよう，障害となる歯肉を一時的に排除する方法である.

1）即時歯肉排除法

　診療日にその場でただちに行う方法である．保存修復治療では即時歯肉排除法が行われる場合が多い.

（1）クランプ，ガムリトラクターを用いる方法

　歯肉排除用の**クランプ**（**図3-6**）や専用の器具（**ガムリトラクター**）で一時的に歯肉を押し下

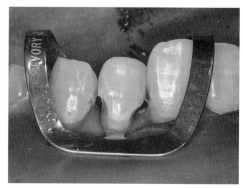

図3-6　専用のクランプ（IVORY 212SA）を用いた歯肉排除

げる.

（2）歯肉排除用綿糸を用いる方法

　歯肉溝内に**歯肉排除用綿糸**を挿入し，しばらく静置することで歯肉溝を押し広げて排除する方法

（3）歯肉の外科的切除法

　歯肉の増殖が著しい場合や，上記方法では十分な効果が得られない場合等は，**高周波電気メスや歯科用レーザー装置等で外科的に切除す**る.

2）緩徐歯肉排除法

　仮封材や，暫間的な修復物・補綴装置を用いて，次回来院時までに歯肉を排除する方法である.

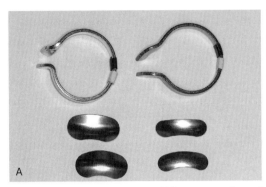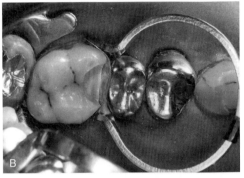

図3-7　A：リング状リテーナー（上）とセクショナルマトリックス（下）をB：上顎第一大臼歯（MO窩洞）に装着

4．隔壁法

　複雑窩洞，特に隣接面を含む窩洞を修復する際に，人工的な「壁」を設置し，窩洞を一時的に単純窩洞化することで，修復操作を容易にする方法である．

　隔壁の主な目的は以下のとおりである．

①複雑窩洞を単純化する
②修復物の賦形を確実かつ容易にする
③修復材料の溢出を防止する

1）主な隔壁の種類と適応部位

（1）前歯部
①ポリエステル製（透明）マトリックス
②クラウンフォーム

（2）臼歯部
①トッフルマイヤー型リテーナー＋マトリックスバンド
②リング状リテーナー＋セクショナルマトリックス（図3-7）

（3）歯頸部
①サービカルマトリックス

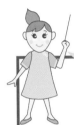

国試に出題されています！

問　31歳の女性．上顎右側第一大臼歯の食片圧入を主訴として来院した．自発痛はなく，軽度の冷水痛が認められた．コンポジットレジン修復が行われることになった．う蝕罹患歯質を除去するにあたり，歯科医師よりプレウェッジテクニックの準備を指示された．初診時の口腔内写真（A）と器具の写真（B）を示す．使用するのはどれか．1つ選べ．（第30回/2021年）

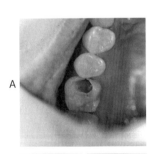

A

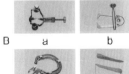

B　　a　　　　b
　　　c　　　　d

答　d

SECTION 4

修復法の種類と特徴

Ⅰ 窩洞形成

う蝕の除去や窩洞形成には手用切削器具や回転切削器械が用いられてきた．また，近年は機器や材料の進歩によりレーザー，噴射切削，音波切削，薬液を使用した化学的う蝕歯質溶解といった新しい方法が開発されている．

1．手用切削器具

切削器具のなかでは最も古典的な方法である．回転切削器械の発達により，現在では補助的なものとして利用されることが多いが，感染・軟化した象牙質の除去では，**スプーンエキスカベーター**が用いられる．

2．回転切削器械

回転切削器械は圧縮した空気を動力源とする**エアータービン**と小型の電気モーター回転力を動力源とする**マイクロモーター**に分類される．動力を切削する器具に回転力として伝え，術者が手指で保持する装置部分を**ハンドピース**とよぶ．

1）エアータービン

エアーコンプレッサーで圧縮した空気を**ハンドピース内のタービン（風車）に吹きつけて装着した切削器具を回転させる．回転数は**毎分300,000〜500,000回転**で，切削部は非常に高温となり，また発生した切削紛により，切削器具の目詰まりを生じるため，**必ず注水下で使用**する．

2）マイクロモーター

本体内の小型電気モーターをハンドピースに接続し，モーターの回転力を装着した切削器具に伝達して回転させる．エアータービンとは異なり，回転速度は無段階に調整でき，正・逆両方向に回転させることができる．最高回転数は

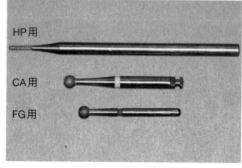

図3-8　回転切削器具[11]

毎分**40,000回転**で，現在ではさらに回転速度を200,000回転まで高速回転することができる増速タイプのハンドピースも使用されている．高速回転で使用する際は注水下で使用する．

3）ハンドピース

エアータービンとマイクロモーターではそれぞれ専用のハンドピースを使用する．マイクロモーター用には口腔内で使用する「コントラアングル」（**CA**と略する）と口腔外で主に使用する「ストレート」（**HP**と略する）に分類される．エアータービン用のハンドピースは**FG**と略す場合がある．

4）回転切削器具

エアータービンやマイクロモーターに装着して使用する．マイクロモーター用とエアータービン用（FG用）に大別され，マイクロモーター用はコントラアングル用（CA用）とストレート用（HP用）とに分類される．それぞれ長さ，太さおよび形状が異なる（**図3-8**）．なお，増速タイプのマイクロモーターには，FG用の回転切除器具を用いる．

回転切削器具は一般的にバーとよばれるものと，ポイント（正式にはポインテッドバー）とよばれるものがあり，異なった切削法をとる．

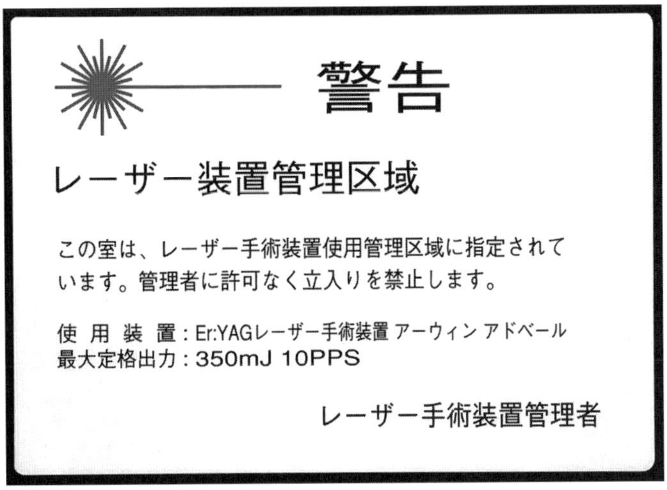

警告

レーザー装置管理区域

この室は、レーザー手術装置使用管理区域に指定されています。管理者に許可なく立入りを禁止します。

使 用 装 置：Er:YAGレーザー手術装置 アーウィン アドベール
最大定格出力：350mJ 10PPS

レーザー手術装置管理者

図3-9　レーザー管理区域警告標識の例

バーは刃物で切削対象を切り裂くことで切削する．一方，ポイントはダイヤモンド等の硬い鉱物粉末を基材とともに塗布，形成したもので，切削対象をすり減らし摩耗によって切削する．

3. 歯科用レーザー装置

　レーザーは一般的な光とは異なり，波長や振幅が整った光で，高エネルギーである．発振する媒体によってレーザーの波長は異なり，その媒体や出力によって分類されている．歯科治療においてもその応用範囲は拡大しており，歯の硬組織，口腔軟組織の治療に用いられている．

1）歯科用レーザーの種類

　歯科治療には発振媒体による分類で，Er：YAG（エルビウムヤグ）レーザー，Nd：YAG（ネオジウムヤグ）レーザー，CO₂（炭酸ガス）レーザー，半導体レーザーが主に使用されており，歯の硬組織の治療（歯質の切削）にはEr：YAGレーザーが主に使用される．

2）レーザーの安全管理

　レーザーは，エネルギー密度がきわめて高い光であり，歯科用レーザーはJIS（日本工業規格）におけるレーザー機器のクラス分けで，最も危険性の高い「クラス4」に分類されている．その使用にあたっては，下記のとおり歯科医師のみでなく，歯科衛生士他，診療補助者もレーザーの適切かつ安全な使用と管理に責任をもたねばならない．

①安全管理責任者を決める．

②**レーザー管理区域を設定し，レーザー機器の使用はこの管理区域のみで使用する**．

③**レーザー管理区域には警告標識（図3-9）の掲示を行う**．

④**レーザー管理区域では鏡面反射面をもつ器具の取り扱いに注意**するとともに，**発火物を隔離**する．

⑤レーザー管理区域内では**患者，術者，歯科診療補助者（歯科衛生士）とも，防護ゴーグルを着用**する．また，防護ゴーグルは，使用するレーザーの波長に対応したものを選択，使用する．

⑥**明るく**（瞳孔が散大しないように），**換気の良い**（ガスが発生するため）**環境で使用**する．

⑦**レーザーの照射は歯科医師に限る**．

⑧**定期的な機器のメインテナンスを行い，その記録を保管**しておく．

⑨安全管理マニュアルを作成し，緊急時の停止スイッチの操作等，日頃から機器操作に慣れておく．

　なお，**う蝕の検査に用いられるレーザー機器**（p.52参照）は，JISにおけるレーザー機器のクラス分けで，比較的安全性の高い「クラス2」に分類されており，管理区域の設定や保護ゴーグルの装着は必要なく，**歯科衛生士が通常業務の**

なかで使用することが可能である.

1.コンポジットレジン修復

コンポジットレジンは有機成分である合成樹脂(レジン)と無機成分のフィラーを組み合わせた複合的(コンポジット)な形成修復材料である.主なその特徴は**歯冠色修復材料で審美性に優れる**こと,および**歯質に対する高い接着性**である.ただしコンポジットレジンを歯質と接着させるためには専用の接着システムであらかじめ窩洞(修復部位)を処理する必要がある.

1) コンポジットレジンの組成

(1) マトリックス(ベース)レジン

基本成分となる合成樹脂で,代表的な成分として **Bis-GMA** や **UDMA** が用いられている.また,粘稠度の調整に **TEGDMA** が希釈用のレジンとして添加されている.

(2) フィラー

無機質である石英,水晶,シリカ,バリウムガラス等の微細な粉末が用いられる.フィラーはコンポジットレジンの性質に大きな影響をおよぼす.有機質であるマトリックスレジンと結合・一体化し,複合材料とするため,**フィラー表面はシランカップリング剤によってシラン処理**がされている.

フィラーの主な役割は以下のとおりである.
①機械的強度の向上
②重合収縮量の減少
③熱膨張率の低減
④給水膨張の低減
⑤エックス線造影性の付与

(3) 重合開始剤

①化学重合方式

コンポジットレジンの開発当初の重合方式で,重合開始剤として **過酸化ベンゾイル(BPO)** と重合促進剤としての第3級アミンによる重合起媒方式で重合が開始する.

②光重合方式

現在の修復用コンポジットレジンの主流で,**波長470nm付近の可視光線を吸収**,活性化する**カンファーキノン(CQ)** と重合促進剤としての第3級アミンによる重合起媒方式で重合が開始する.

(4) その他

保管中に重合硬化しないようにする重合禁止剤や,色調を歯冠色にするための顔料等が添加されている.

2) コンポジットレジンの主な分類方法

(1) フィラーによる分類(図3-10)

①マクロフィラー型

コンポジットレジン開発当初のタイプで,粒径数十μmの不定形に粉砕されたフィラーが約70wt%配合されていた.フィラー粒径が大きいため,研磨性や耐摩耗性に問題があった.

②マイクロフィラー型

より微細なフィラーを用いると,マトリックスレジン中に多くのフィラーを均一に配合することが困難になり,フィラー充填率は低下する.これを防止するために,平均粒径0.04μmのコロイダルシリカに有機複合フィラーを合わせて添加することで,フィラー充填率が低下するのをある程度改善し,約60wt%まで配合した.これにより研磨性が向上した.

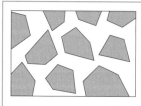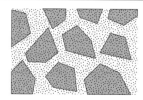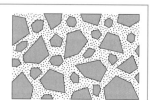

| マクロフィラー型
(従来型) | マイクロフィラー型
(MFR型) | ハイブリッド型 |

図3-10　フィラーによるコンポジットレジンの分類[10]

③ハイブリッド型

　マクロフィラーとマイクロフィラーを混合し配合することで**約70〜80wt％のフィラー配合量**としたもの．現在ではマクロフィラーの粒径を0.1〜数μmとし，フィラー配合量を約80〜85 wt％まで高めたものも市販されている．粒径の異なるフィラーを配合することで，機械的強度と審美性を兼ね備えており，現在のコンポジットレジンの主流である．

④ナノフィラー型

　近年，フィラーの平均粒径をナノサイズまで小さくしたコンポジットレジンが開発され，市販されている．また，0.1〜数μmサイズとナノサイズのフィラーを配合し，ナノハイブリッド型とよばれるものもある．

(2) 重合方式による分類

①化学重合型

　重合開始剤として**過酸化ベンゾイル（BPO）**と重合促進剤としての第3級アミンによる重合起媒方式で重合するコンポジットレジンである．2つのペーストを練和して用いるのが一般的である．

②光重合型

　波長470nm付近の可視光線を吸収，活性化する**カンファーキノン（CQ）**と重合促進剤としての第3級アミンによる重合起媒方式で重合するコンポジットレジンである．現在のコンポジットレジンの主流である．

　重合・硬化には**専用の光照射器**が必要で，現在では小型軽量，長寿命で消費電力の少ない**LEDを光源**として使用したものが主流である．

③デュアルキュア型

　コンポジットレジンはその優れた性能から，修復材料のみならず，歯台築造や歯科用セメントとしても用いられており，そういった用途で使用する場合，光が十分に届かない場合がある．そのため，化学重合と光重合の両者の重合方式を持った**デュアルキュア型**が用いられている．

(3) 稠度による分類

①フロアブルコンポジットレジン

　流動性があることを特徴としたコンポジットレジンで，**窩洞にシリンジから直接填塞するダ**イレクトアプリケーションシリンジで供給される．修復物に流動性があるため，特に**窩洞の深部（窩壁）に対して適合性がよく**，現在では多くの種類が市販されている．

②コンデンサブル（パッカブル）コンポジットレジン

　ペースト状で供給され，**レジン充填器で加圧しながら窩洞に填塞する**．フロアブルコンポジットレジンと比較して**賦形性に優れる**．

3) 歯質との接着

　コンポジットレジンは，修復物自体に接着性はないため，**填塞前に窩洞に表面（接着）処理**を行う必要がある．**①エッチング→②プライミング（象牙質）→③ボンディングの3つの処理**が必要である．

(1) エッチング（酸処理）

　酸性水溶液等で歯面処置をすることである．一般的には**30〜40％リン酸水溶液**が多く用いられている．歯質をエッチングすることで以下のような効果が得られる．
①清掃作用（スミヤー層の除去）
②歯面の粗造化（表面積の増大と機械的嵌合力を得る）
③ぬれ性の向上

(2) プライミング

　象牙質はエナメル質と比較して接着阻害因子となる有機質や水分が多いため，レジン成分が接着するのは困難である．そのためHEMA等の親水性をもつモノマーとアセトンやアルコール等の溶媒とを混和したプライマーが開発された．これにより**象牙質の性状を接着に適した状態に改質する**ことができる．

(3) ボンディング

　エッチング，プライミング処理された歯面に**液状のレジンであるボンディング材を塗布**，重合させることである．**ボンディング材の成分はコンポジットレジンとほぼ同様**であり，光を照射してボンディング材を重合硬化させるものが多い．

(4) 接着システム（図3-11）

　歯質とコンポジットレジンの接着システムが開発された当初は，上記の3つのステップをそれぞれ順番に行う「スリーステップシステム」が

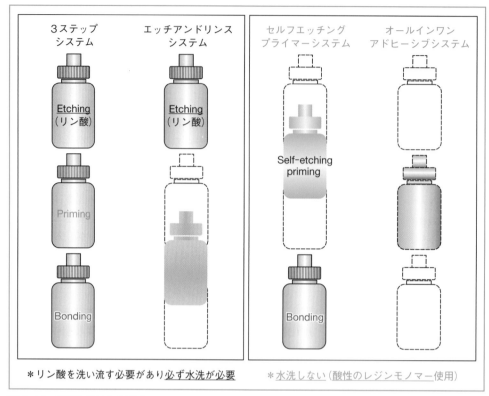

図3-11　接着システムの構成

用いられていたが，より簡便に歯面処理を行う
ために，2つのステップで行うシステムが開発
された．現在ではエッチング，プライミング，
ボンディングを1回の処理で行うシステムも開
発され，市販されている．

①**スリーステップシステム**（3ステップ）
　エッチング，プライミング，ボンディングの
3つのステップをそれぞれ順番に行うシステム
である．

②**エッチアンドリンスシステム**（2ステップ）
　リン酸水溶液でエッチング後にプライマーと
ボンディング材を合わせたプライミングアド
ヒーシブで同時に処理することで2ステップと
した．エッチング剤塗布後は水洗のみ行い，歯
面を乾燥することなく湿潤状態でプライミング
アドヒーシブを塗布する**ウェットボンディング
法**を行う．これはエッチング，水洗後の象牙質
表面に露出したコラーゲン線維が乾燥によって
収縮するのを防ぎ，レジン成分の浸透を妨げな
いようにするためである．

③**セルフエッチングプライマーシステム**（2ス
テップ）
　プライマーに**酸性を示すレジンモノマー**を配
合したセルフエッチングプライマーを用いて，
エッチングとプライミングを同時に行い，その
後ボンディングを行う2ステップシステムであ
る．リン酸を用いないため，**塗布後は水洗の必
要はない**が，セルフエッチングプライマーには
水や有機溶媒等も配合されており，**エアーで乾
燥させる必要がある**．

④**オールインワンアドヒーシブシステム**（1ス
テップ）
　セルフエッチングプライマーシステムを進化
させ，エッチング，プライミング，ボンディン
グの3つのステップを1回の処理で行うシステ
ムである．セルフエッチングプライマーシステ
ム同様，**処理後の水洗は不要**であるが，**水，ア
セトンやアルコール等の有機溶媒**等も配合され
ており，**十分にエアーで乾燥させ，その後光照
射をする**．

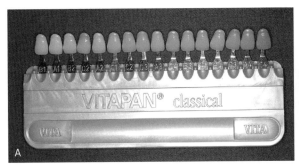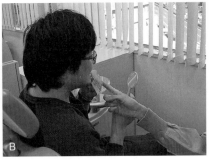

図3-12　シェードテイキング
シェードガイド(A)を用いて, 歯が湿潤した状態, 自然光下で短時間に行う(B).

4)　コンポジットレジン修復の特徴

(1)　長所

①**審美性**に優れる

②接着システムの併用によって**歯質接着性**を有する

③**歯質削除量が少ない**

④**修復操作が比較的容易**である

⑤補修修復が可能である

(2)　短所

①金属修復物に比べて機械的強度が劣る

②**重合時に収縮**する

③経年的に摩耗や変色を生じる

④重合・硬化に不均一性がある

5)　コンポジットレジン修復の適応症

　う蝕の治療でできた窩洞の修復のみならず, Tooth Wearや歯の破折部の修復, 歯台築造等にも使用される.

6)　コンポジットレジン修復の手順

(1)　修復前準備

　歯面の汚れを除去し, 必要に応じて咬合関係の検査や局所麻酔を行う.

(2)　シェードテイキング(色合わせ)(図3-12)

　シェードガイド(色見本)を用いて修復する歯の色調に最も近似した色のコンポジットレジンを選択する. シェードテイキングは患歯の状態や診療環境の影響を受けやすいため, 以下のような一定の基準を設けて行う.

①**歯が湿潤した状態**で行う(防湿の前までに行うのが望ましい)

②**自然光下**で行う(チェアのオペレーティングライトは消す)

③できるだけ**短時間**で行う

(3)　術野の隔離・防湿

　ラバーダムを用いて術野の隔離・防湿を行う場合は窩洞形成前に行うことがある.

(4)　歯間分離

　隣接面の切削を行う場合は, 切削をより容易にし, かつ歯間乳頭を保護する目的で切削前に歯間にウェッジを挿入する(**プレウェッジ**).

(5)　歯肉排除

　う窩が歯肉に近接, もしくは歯肉縁下に存在する場合には歯肉排除を行う. 窩洞形成後に行う場合もある.

(6)　窩洞形成

　う窩の開拡等のエナメル質の切削にはエアータービンが, 感染象牙質の除去にはマイクロモーターやスプーンエキスカベーターが用いられる.

(7)　隔壁(マトリックス)の調整・設置

　隣接面を修復する際には, 隔壁の調整と設置を行う. プレウェッジがされている場合には一度ウェッジを除去し, 隔壁装着後に再度挿入する. これにより歯間を分離し, 接触点の回復を確実に行うとともに, 隔壁を固定し窩縁に密着させる.

(8)　歯髄保護

　コンポジットレジンに歯髄刺激性はほとんどないため, 露髄が認められる場合や, 不顕性露髄が疑われる場合以外は必要ない.

(9)　コンポジットレジンの填塞

　コンポジットレジンの填塞前は修復部に接着処理を行う. コンポジットレジンを填塞, 賦形

し，その後，専用の光照射器を用いて所定の時間光照射して重合・硬化する．

（10）仕上げ（形態修正・咬合調整），研磨

仕上げには，専用のカーバイドバーや超微粒子ダイヤモンドポイントが用いられる．研磨にはディスクタイプ，ポイントタイプ，研磨用ストリップスが用いられる．重合・硬化後も重合は少しずつ進むため，塡塞当日は必要最小限の仕上げにとどめ，**研磨は24時間以降が望ましい**．

7）補修修復

コンポジットレジンは歯質のみならず，セラミックスや金属に対しても専用の処理剤を使用することで接着することが可能となった．これらの接着性が確立するまでは，修復治療後にその一部の破損や修復部辺縁の二次う蝕が発生すると旧修復物をすべて除去して再修復する必要があった．現在では修復物や歯質の**問題がある部位とその周囲に限局して切削し，コンポジットレジンで修復する**ことが可能となり，これを**補修修復**とよぶ．

2. グラスアイオノマーセメント修復

歯科用セメントは，種類，特性に応じてさまざまな用途に用いられるが，修復材料としてはグラスアイオノマーセメントが用いられる．グラスアイオノマーセメントは修復材料以外にも合着材としても用いられる．

開発当初から用いられている**従来型グラスアイオノマーセメント**および従来型を改良した**レジン添加型グラスアイオノマーセメント**がある．

1）グラスアイオノマーセメントの組成と硬化機序

（1）従来型グラスアイオノマーセメント

粉と液から構成されており，その2つを練和して使用する．**粉の主成分はフルオロアルミノシリケートガラスで，液の主成分はポリカルボン酸水溶液**である．

液と液粉を混和することで，**酸-塩基反応**が起こることで硬化する．

（2）レジン添加型グラスアイオノマーセメント

従来型グラスアイオノマーセメントにレジン成分を添加し，**グラスアイオノマーセメントの欠点である感水性と機械的性質を改善したもの**である．

グラスアイオノマーセメントの酸-塩基反応とレジンの重合反応が同時に進行し，硬化する．

2）グラスアイオノマーセメント修復の特徴

（1）長所

①**歯質接着性**がある

従来型グラスアイオノマーセメントは，歯面処理なしで，**歯質のアパタイトと化学的に結合し，接着する**．レジン添加型グラスアイオノマーセメントでは，歯面処理が必要で，**10～25%ポリアクリル酸**等で歯面処理を行う必要がある．

②**フッ化物の徐放性（リリース）と取り込み（リチャージ）**がある

セメント成分から溶出したフッ化物イオンを周囲に徐放する．また，歯磨剤やフッ化物の局所塗布等でセメント周囲の環境のフッ化物濃度が高くなると，セメント中にフッ化物を取り込むことができる．フッ化物イオンの徐放は**歯質強化や二次う蝕抑制効果**が期待できる．

③**熱膨張係数が歯質と近似**している

熱膨張係数が歯質と近似していることは，良好な辺縁封鎖性や歯質接着性の一因であると考えられる．

④**審美性**がある

歯冠色修復材料として歯質に近い色調を有するが，**コンポジットレジン修復と比較すると審美性は劣る**．

⑤**歯髄刺激性が低い**

修復物自体に歯髄に対する刺激性はほとんどなく，また辺縁封鎖性も良好で熱伝導率も低いため，歯髄刺激性は低いといえる．

⑥**金属接着性**がある

なかでも非貴金属に対して接着性を有する．

（2）短所

①**機械的性能が低い**

臼歯部咬合面や前歯部切縁のような咬合力

や，その他，外力が直接加わるような部位の修復には使用できない．

②感水性がある

初期硬化時に唾液等の水分に触れると，硬化反応が阻害されて物性が低下し，**セメントが白濁**する．グラスアイオノマーセメント填塞後はその表面に**バーニッシュ**を塗布して水分の接触を防止する．

3) グラスアイオノマーセメント修復の適応症と禁忌症

(1) 適応症

根面う蝕，3・5級窩洞，くさび状欠損等の**直接咬合力が加わらず，審美的に大きな影響のない部位**の修復に用いられる．また，窩洞の修復のみならず，裏層や支台築造等にも使用される．

(2) 禁忌症

2・4級窩洞，咬頭の被覆，切縁部等の**咬合力が加わる部位への使用は禁忌**である．また，前歯部唇面における広範囲の修復は，審美的に問題となる可能性があるため使用しない．

4) グラスアイオノマーセメント修復の手順

(1) 修復前準備

歯面の汚れを除去し，必要に応じて局所麻酔を行う．

(2) シェードテイキング（色合わせ）

セメントの種類によっては，数種類のシェードを備えたものもあり，場合により，シェードテイキングを行う．

(3) 術野の隔離・防湿

ラバーダムを用いて術野の隔離・防湿を行う場合は窩洞形成前に行うことがある．

(4) 歯間分離

隣接面の切削を行う場合は，切削をより容易にし，かつ歯間乳頭を保護する目的で切削前に歯間にウェッジを挿入する（**プレウェッジ**）．

(5) 歯肉排除

う窩が歯肉に近接，もしくは歯肉縁下に存在する場合には歯肉排除を行う．窩洞形成後に行う場合もある．

(6) 窩洞形成

う窩の開拡等のエナメル質の切削にはエアータービンが，感染象牙質の除去にはマイクロモーターやスプーンエキスカベーターが用いられる．

(7) 隔壁（マトリックス）の調整・設置

隣接面を修復する際には，コンポジットレジン修復と同様に隔壁の調整・設置を行う．

(8) 歯髄保護

歯髄刺激性はほとんどないため，露髄が認められる場合や，不顕性露髄が疑われる場合以外は必要ない．

(9) 歯面処理

レジン添加型では填塞前に**歯面処理**が必要で，**10〜25％ポリアクリル酸の塗布→水洗→乾燥**を行う．

(10) セメントの練和

プラスチックスパチュラと練和紙を用いて粉と液を練和する．

(11) グラスアイオノマーセメントの填塞

練和後速やかに填塞，賦形後，バーニッシュを塗布する．光重合をもつ製品では光照射器を用いて所定の時間光照射して硬化した後，バーニッシュを塗布する．

(12) 仕上げ（形態修正・咬合調整），研磨

超微粒子ダイヤモンドポイント，ホワイトポイント，シリコーンポイント等を用いて行う．隣接面部の研磨は研磨用ストリップスが用いられる．コンポジットレジンの場合と同様に，填塞当日は必要最小限の仕上げにとどめ，研磨は後日行うのが望ましい．

5) 非侵襲的修復法（Atraumatic Restorative Treatment：ART）

WHOが発展途上国におけるう蝕の修復治療を目的に開発した修復方法である．回転切削器具等の通常の診療設備の使用が困難な環境でのう蝕の処置方法で，**手用切削器具を用いて可及的に感染歯質を除去し，高強度の従来型グラスアイオノマーセメントで修復する**．窩洞には細菌が残存している可能性があるが，従来型グラスアイオノマーセメントの歯質接着性による窩洞の封鎖と，フッ化物徐放による抗う蝕性に期待した修復法である．

1. インレー修復

口腔外(模型上)で作製した修復物を，窩洞に歯科用セメントで合着・接着する修復法である．そのなかで，咬頭を一部または全部被覆するものをアンレー修復とよぶ．インレーはインレー体の材料によって分類でき，歯科用の合金で作製されたものを**メタルインレー**，セラミック(ポーセレン)で作製されたものを**セラミック(ポーセレン)インレー**，コンポジットレジンで作製されたものを**(コンポジット)レジンインレー**とよぶ．

2. メタルインレー修復

1) メタルインレー修復の特徴

(1) 長所

①修復物の**機械的強度が強い**

②広範囲の欠損や複雑な形態の回復が確実にできる

③隣接面の形態や接触点を適切に付与できる

(2) 短所

①健全歯質の削除量が多い

②印象採得や模型作製，および技工操作が必要なため，**最低2回の通院が必要**である

③**修復物が金属色**のため審美的ではない

④治療および技工操作の**ステップが多く**，エラーが発生する可能性が高くなる

⑤**金属アレルギーの原因**になる可能性がある

2) メタルインレーの修復手順

―**診療室 初回**―

(1) 修復前準備

歯面の汚れを除去し，必要に応じて咬合関係の検査や局所麻酔を行う．

(2) 術野の隔離・防湿

ラバーダムを用いて術野の隔離・防湿を行う場合は窩洞形成前に行うことがある．

(3) 歯間分離

隣接面の切削を行う場合は，切削前に歯間にウェッジを挿入する(**プレウェッジ**)．

(4) 感染象牙質の除去

う窩の開拡等のエナメル質の切削にはエアータービンが，感染象牙質の除去にはマイクロモーターやスプーンエキスカベーターが用いられる．

(5) 歯髄保護

露髄が認められる場合，不顕性露髄が疑われる場合，窩洞最深部が歯髄に近接している場合は覆髄を行い，所定の期間経過観察後に歯髄症状がなければ次のステップに移る．

感染象牙質の除去によって適切な窩壁の形態が得られない場合はセメントやレジンで**裏層(ベース)を行う**．

(6) 窩洞の仕上げ

外開き，窩壁平坦，点角・線角明瞭，窩縁斜面の付与等のメタルインレー窩洞に必要な条件を満たすように窩洞を仕上げる．

(7) 歯肉排除

窩洞が歯肉に近接もしくは歯肉縁下になり，正確な印象採得が困難な場合には歯肉排除を行う．

(8) 印象採得

窩洞を正確に再現した作業用模型の作製のための精密印象採得を行う．精密印象採得は寒天・アルジネート印象材もしくはシリコーンゴム印象材を用いた**連合印象法**で行う．併せて咬合を確認して修復物を作製するための対合歯列の印象採得(アルジネート印象材を用いた単一印象法が多い)と咬合状態を確認および再現するための咬合採得(専用のワックスやシリコーン印象材を用いる)を行う．

採得した精密印象と対合印象には石膏を注入しておく．

(9) 仮封

レジン系仮封材や仮封用のセメントを用いて，窩洞を過不足なく封鎖する．

*初回の治療はここまでで，インレー体の完成(納入)日に次回の診療予約をする

―**技工操作**―

歯科技工所(室)では，①作業用模型の作製・調整，②ろう型(ワックスパターン)の作製，③ろう型(ワックスパターン)の埋没，④鋳造，⑤仕上げ(形態修正，咬合調整)，研磨の順でインレー体を作製する．

―診療室　2回目―

（1）自覚症状の確認と仮封材の除去

（2）インレー体の試適

　窩洞が隣接面を含み，インレー体で接触点を回復する場合は，**まず接触点の確認・調整から**行う．**接触点の調整にはコンタクトゲージやデンタルフロス**が用いられる．接触点を調整しても窩洞に適合しない場合は再印象採得（再製作）となる．

（3）咬合調整

　窩洞にインレー体を適合させた状態で，咬合状態の確認・調整を行う．咬合状態の確認には咬合紙を用い，咬頭嵌合位と前方・側方運動時について調べ，調整が必要であればカーボランダムポイント等で行う．

（4）調整部の研磨

　隣接面および咬合面の調整部を**シリコーンポイント等**で研磨する．

（5）合着

　インレー体および窩洞を清掃し，その後十分に乾燥させ，必要に応じて窩洞の防湿を行う．インレー体の内面に合着用セメントを練和，塗布して窩洞に挿入する．インレー体が窩洞に適合していることを確認したらコットンロールやインレーセッター等を咬合させ，セメントの硬化を待つ．セメントがある程度硬化したら，**探針やスケーラー，隣接面部はデンタルフロスを用いて余剰セメントの除去を行う**．特に隣接面部では，余剰セメントが完全に硬化するとその除去が非常に困難なため，注意が必要である．

3．セラミックインレー修復

　1級，2級窩洞で，比較的広範囲の欠損があり，直接法修復では修復が困難な場合に行われることが多い．

1）セラミックインレー修復の特徴

（1）長所

①色調や光沢が天然歯に近似している

②化学的に安定しており，**生体親和性が高い**

③着色・変色やプラークが付きにくい

④耐摩耗性に優れる

⑤**熱，電気の不良導体**である

（2）短所

①**縁端強度が低い**（破折しやすい）

②メタルインレー修復と比較して**辺縁適合性が劣る**

③製作する工程が煩雑である

④色調再現性が，術者や製作者の技量に影響される

2）セラミックインレー修復の種類

　セラミックインレーの作製方法には①焼成法，②鋳造法（キャスタブルセラミクス），③加圧法，④削り出し法があり，現在では④のなかでも専用のカメラで光学印象を行い，コンピューター上でインレー体を設計してセラミックブロックより削り出す**CAD/CAM法**の割合が増加している．

　CAD/CAM法ではセラミックインレーの欠点である技工操作の煩雑さが改善され，物性も他の作製方法より優れるという利点がある．一方で作製のための装置が高額で，複雑な形態の窩洞では作製が困難である，といった欠点もある．

3）セラミックインレー修復の手順

―診療室　初回―

＊（1）修復前準備

　（2）術野の隔離・防湿

　（3）歯間分離

　（4）感染象牙質の除去

　（5）歯髄保護

　は，前述のメタルインレー修復に準ずる．

（6）シェードテイキング

　シェードガイドを用いて，作製するインレー体の色調を決定する．

（7）窩洞の仕上げ

　メタルインレー窩洞と同様に窩洞は外開き，窩壁平坦とするが，メタルインレー窩洞よりさらに外開きで深めとなるように形成する．また，メタルインレー窩洞のような厳密な予防拡大は必要なく，点角，線角は不明瞭となる（丸める）よう仕上げる．

（8）歯肉排除

　窩洞が歯肉に近接もしくは歯肉縁下になり，正確な印象採得が困難な場合には歯肉排除を行う．

＊（9）印象採得

（10）仮封

は前述のメタルインレー修復に準ずる．

＊初回の治療はここまでで，インレー体の完成
（納入）日に次回の診療予約をする

―技工操作―

歯科技工所（室）で，前述したいずれかの方法
でインレー体を作製する．

―診療室　2回目―

（1）自覚症状の確認と仮封材の除去

（2）インレー体の試適

　窩洞が隣接面を含み，インレー体で接触点を
回復する場合は，**まず接触点の確認・調整から
行い**，窩洞に試適する．装着前のインレー体は
破折しやすいため，取り扱いに注意して行う．

（3）インレー体内面の表面（接着）処理

　インレー体と歯質を強固に接着させる必要が
あり，**装着にはレジンセメントを使用する**．そ
のため，インレー体と歯質両者に接着処理を行
う必要がある．**インレー体内面は①サンドブラ
スト（酸化アルミニウム粉末）→②エッチング材
（リン酸）による清掃（水洗乾燥）→③シランカッ
プリング剤塗布**を行う．

（4）歯面処理

　窩洞の防湿後，窩洞内の歯面処理を行う．処
理方法はレジンセメントの種類によって異なる
が，最終的には窩洞表面にレジンの薄い層を形
成させる．

（5）接着（装着）

　レジンセメントをインレー体内面に一層塗布
し，窩洞内に挿入，圧接する．溢出したセメン
トは小筆，小綿球，デンタルフロス等を用いて
硬化前にできるだけ除去しておく．修復物の装
着に使用されるレジンセメントはほとんどが
デュアルキュア型であるので，余剰セメントの
除去が終了したら光照射機で光照射を行い，セ
メントを重合硬化させる．

（6）咬合調整・研磨

　セラミックインレー修復では，装着（接着）前
に咬合調整を行うと，咬合時にインレー体が破
折する可能性がある．そのため，**装着後に咬合
調整を行う**．咬合調整後，削合部の研磨を行
う．

4．コンポジットレジンインレー修復

　コンポジットレジンで作製したインレー体を
窩洞に装着（接着）する修復法である．なお，適
応症や術式はセラミックインレー修復に準ずる
ため，ここでは省略する．

1）コンポジットレジンインレー修復の特徴
（直接法修復のコンポジットレジン修復と比
較して）

（1）長所

①隣接面の形態や接触点を適切に付与できる

②レジンの重合率が向上し，機械的性能が向上
する

（多方向から光照射でき，さらに加熱処理もで
きるため）

③修復物の重合が口腔外で終了しているので，
重合収縮で発生するギャップの形成が防止で
きる

④1回の診療時間（チェアタイム）が短縮できる

（2）短所

①窩洞を外開きに形成するため，歯質の削除量
が増加する

②修復物と歯質の境界にセメント層が露出する
ため，経年的にセメント層の摩耗や劣化が発
生する可能性がある

③修復完了までのステップが増加する

④最低2回以上の来院が必要となる

5．ベニア修復（図3-13）

　前歯部の変色や軽度の形態異常歯に対して審
美性の改善を目的に行われる修復法である．唇
側の歯質表面に修復物を薄く接着させるため，
歯質保存的かつ審美的な修復法として確立され
ている．

　ベニア修復には間接法と直接法があり，間接
法はポーセレン（セラミックス）で作製した薄い
板をレジンセメントで接着させる方法で，**ポー
セレンラミネート（セラミック）ベニア修復**とよ
ばれる．直説法はコンポジットレジンを直接歯
面に填塞，被覆する方法で，**（レジン）ダイレク
トベニア修復**とよばれる．

1）ベニア修復の適応症と禁忌症

（1）適応症

①中等度～重度の変色歯

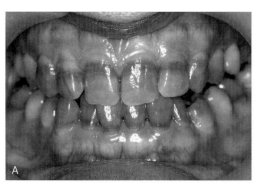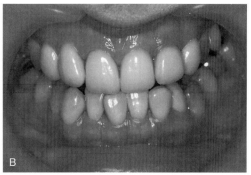

図3-13　ポーセレンラミネートベニア修復
重度の変色歯（A）に対してポーセレンラミネートベニア修復で色調を改善した（B）.

②軽度の形成不全，形態不全歯

③軽度の位置異常歯

④浅在性で広範囲なう蝕

⑤広範囲に修復物があり，歯と修復物の色調が不調和の歯

　その他，広範囲の摩耗や，切縁の破折の修復にも用いられる場合がる.

（2）禁忌症

①咬合力が強く加わる歯

②形態や位置異常が著しい歯

③歯周疾患を有する歯

2）ベニア修復の手順

　処置を開始する前に，歯周組織に問題がある場合は治療を行い，健全な歯周組織となってから処置を開始する.

（1）シェードテイキング

　患歯や，隣在歯の色を確認し，最終的な修復時の色調を選択する.

（2）歯面の形成

　ダイヤモンドポイントを用いて**唇側のエナメル質を約0.3〜0.8mm切削**する. 切削は可及的にエナメル質内にとどめる.

（3）印象採得（間接法の場合）

　患側の精密印象採得，対合歯の印象採得および咬合採得を行う. 形成面は歯肉縁下におよんだ場合は歯肉排除を行ってから印象採得する. ベニア完成までの間，暫間修復が必要な場合は，形成面に点状に接着処置を行い，コンポジットレジンで形成面を被覆する.

　（間接法では初回の処置はここまでとなる）

（4）コンポジットレジンの築盛，仕上げ，研磨（ダイレクトベニアの場合）

　コンポジットレジン修復と同様に防湿，隔壁を行い，歯面に対して接着処理を行う. その後，部位毎に色調を調整しながら，コンポジットレジンを築盛し，重合・硬化させる. なお，変色歯の改善では，歯の色を遮蔽するオペーク色のレジンを下地に用いる.

　コンポジットレジン硬化後は形態修正，咬合調整，研磨を行い，修復が終了する.

（5）ベニアの試適と内面処理（間接法の場合）

　形成面にベニアを試適し，適合状態や色調を確認する. その後，清掃のためベニア内面にエッチング材（リン酸）の塗布，水洗・乾燥を行う. 続いてその後，シランカップリング剤を塗布する. なお，**ベニアの装着には必ずレジンセメントを使用する**ため，ベニア内面と歯面の両者に接着処理を行う必要がある.

（6）歯面処理

　防湿後，形成面の歯面処理を行う. 処理方法はレジンセメントの種類によって異なるが，ベニア修復の場合は形成面がエナメル質であることが多く，**エッチング後に接着材（ボンディング材）を塗布する**方法が一般的である.

（7）ベニアの接着

　ベニア内面にレジンセメントを一層塗布し，形成面に圧接する. 溢出したセメントは，硬化する前に小筆等でできるだけ除去し，その後，数秒〜10秒程度光照射してある程度硬化させた後，探針，手用スケーラー，デンタルフロス等を用いて慎重に残った余剰セメントを除去す

る．余剰セメントの除去が終了したら，十分に光照射してセメントを完全に重合・硬化させる．

修復歯が複数ある場合でも，**1歯ずつ装着**し，余剰セメントの除去まで行ってから次の歯の装着を行う．そのときに隣在歯にセメントが付着しないようにマトリックスで隣在歯と隔離をして行う．

(8) 咬合の確認

ベニアの接着後は，咬合の確認を行い，必要があれば調整，研磨して修復を終了する．

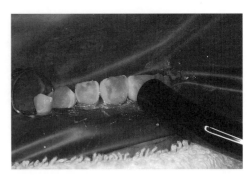

図3-14 オフィスブリーチ法
ラバーダムやプロテクトレジン等で軟組織を保護してから漂白剤を歯面に塗布し，光照射を行う．

Ⅳ 象牙質知覚過敏症の処置

1. 象牙質知覚過敏症

前述（p.51参照）したように，象牙質知覚過敏症はTooth Wearや歯肉退縮に伴う歯根面の露出等で，有髄歯（生活歯）の象牙質が口腔内に露出することで発症する．**冷刺激や歯ブラシの接触等で鋭い痛みが誘発される**が，そういった**刺激が取り除かれるとすぐに疼痛は消失する状態**をいう．

2. 象牙質知覚過敏症の処置

1) プラークコントロール

患部のプラークコントロールによって露出した象牙質表面に唾液中の無機成分が沈着し，象牙細管が閉鎖される可能性がある．

2) 歯磨剤の利用や薬物の塗布

象牙質知覚過敏症用の歯磨剤や治療用のペーストには，感覚の鈍麻や，象牙細管の封鎖を促進する成分が含まれている．**硝酸カリウム**，フッ化ナトリウム等のフッ化物を含有する歯磨剤を使用したブラッシング，**シュウ酸カリウム**等の薬物や高濃度のフッ化物を含有したバーニッシュの塗布を行う．

3) セメントおよびレジン系材料の塗布

グラスアイオノメーセメントやレジン系の材料で露出した歯根面を被覆し，象牙細管を封鎖することで刺激を遮断する．

4) 歯周外科治療

歯周外科処置を行い，露出歯根象牙質を歯肉で被覆する．

5) 歯科用レーザーの照射

低出力で照射した場合には歯髄神経線維の活性化が起こり，高出力で照射した場合は象牙細管内液の凝固や象牙質表層の溶解による細管の封鎖によって効果があるといわれているが，効果が得られる詳しいメカニズムは解明されていないことも多い．

Ⅴ 歯の漂白法

歯の漂白法は，歯質を削除することなく歯の色調を変える（白くする）方法で，非侵襲的かつ歯質保存的な治療として普及している．

1. 歯の変色の原因

p.51参照

2. 漂白法の種類

歯の漂白法には，生活歯（有髄歯）に対する漂白法と失活歯（無髄歯）に対する漂白法があり，生活歯（有髄歯）には①**オフィスブリーチ法**，②**ホームブリーチ法**が，失活歯（無髄歯）には③**ウォーキングブリーチ法**が用いられる．

1) 生活歯（有髄歯）の漂白法

(1) オフィスブリーチ法（図3-14）

歯科診療所で行われる漂白法で，**高濃度（35%）の過酸化水素**を主成分とした漂白剤が用いられてきた．術者が歯の表面に直接漂白剤を塗布し，薬剤の反応性を高めるために所定の時間，**光照射を行う**．1回の来院で，漂白剤塗

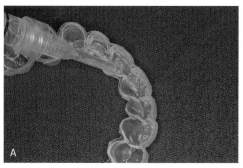 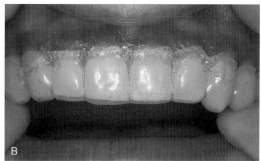

図3-15　カスタムトレーの装着
A：カスタムトレー内に漂白剤を注入する.
B：漂白剤を注入したトレーを歯に装着する.

布→光照射→漂白剤の除去を3〜4回繰り返し，3回程度の来院で処置は終了する.

　高濃度の過酸化水素を使用するため，術前には**歯肉，口唇，頬粘膜をワセリン，歯肉保護用レジン，ラバーダムにより隔離・保護する必要**がある．また，漂白効果を高めるため，漂白剤を塗布する前に歯面清掃を行っておく.

　近年では，光触媒を併用し，漂白剤の効果を高めることで，過酸化物の濃度を下げた製品も市販されている.

（2）ホームブリーチ法

　あらかじめ歯列の印象採得を行い，模型上で**専用のトレー（カスタムトレー）を作製**し，患者自身が自宅でトレー内に漂白剤を注入して装着する．漂白剤には**10〜20％の過酸化水素**を主成分とした漂白剤が用いられる．過酸化尿素は口腔内の水分と反応し，過酸化尿素の濃度の約1/3の過酸化水素が徐放され，これにより漂白効果が得られる.

　患者は漂白剤を入れたトレーを1日2時間，毎日装着し，2週間程度を目安に行ってもらう（**図3-15**）.

2）失活歯（無髄歯）の漂白法

（1）ウォーキングブリーチ法

　歯髄が失活し，それが原因で変色している場合に行う漂白法で，歯冠部の歯髄腔内に漂白剤を貼付する．漂白剤を髄腔内に封入し，次回の来院まで継続して漂白される．生活歯の漂白法とは異なり，歯髄腔内から直接象牙細管を介して作用するため，効果が高く，数回の来院で十

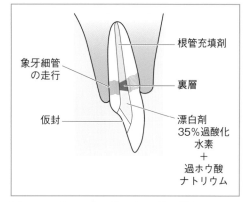

図3-16　ウォーキングブリーチ法の模式図

分な効果が得られることが多い．ただし，適切に根管治療が行われ，終了していることが前提となる．また，根管内に漂白剤が浸透して歯根膜に影響を及ぼさないように，根管口はセメントやレジンを用いて裏層する.

　漂白剤は，**35％過酸化水素水と過ホウ酸ナトリウム（粉末）を混和**してペースト状にしたものを用いる．高濃度の過酸化水素水を使用するため，術中はラバーダムで軟組織を隔離して行い，また，術後に口腔内に漂白剤が漏洩しないよう，強固な材料（グラスアイオノマーセメント等）で確実に仮封を行う（**図3-16**）.

3）漂白の副作用

　漂白剤の歯に対する悪影響はほとんどないとされている．ただし，**生活歯の漂白（オフィスブリーチ，ホームブリーチ）では，**漂白剤の刺激が象牙質を介して歯髄に伝わることで，**術中**

に知覚過敏が生じる可能性がある．そのため，術前に十分説明しておく必要がある．**高濃度の過酸化水素水は軟組織に付着すると化学火傷を起こす**ため，高濃度の過酸化水素水を使用する漂白法（オフィスブリーチ，ウォーキングブリーチ）では，患者はもちろんのこと，術者や介助者もその取り扱いに十分注意する．

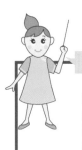

国試に出題されています！

問　22 歳の女性．歯の変色を主訴として来院した．診断の結果，漂白が行われることになった．漂白に使われる装置の写真を示す．患者に対する説明で適切なのはどれか．1 つ選べ．（第30回/2021年）

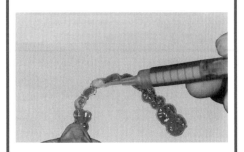

a. トレーは終日装着してください．
b. エナメル質に亀裂が入る場合があります．
c. 漂白後，冷たい水にしみる場合があります．
d. トレーを外した後は，うがいを控えてください．

答　c

SECTION 5 窩洞

窩洞とは，う蝕除去後やその他歯の硬組織欠損を修復するために，修復物の保持や二次う蝕の予防等の必要な条件を満たすように形成された状態をいう．

Ⅰ 窩洞の構成と各部名称

窩洞は①**窩壁**，②**窩縁**，③**隅角**の3つから構成されている．

1) 窩壁

窩洞を構成する壁で，窩洞の壁面(側面)を成す窩壁は側壁，底面は窩底とよぶ．また，窩壁は近接する歯面の名称を取ってよばれる(例：頬側壁，舌側壁，近心壁，遠心壁等)．

2) 窩縁

窩壁と歯の表面の境界線で，窩洞の辺縁をいう．窩縁を連ねると，窩洞の範囲を示す外形線となり，窩洞外形とよばれる．修復材料によっては，窩縁に斜面を形成・付与することがあり，これを**窩縁斜面**とよぶ．

3) 隅角

窩壁と窩壁が接することでできる角のことである．2つの窩壁が交わると線状の隅角ができ，これを線角とよぶ．3つの窩壁が交わると点状の隅角ができ，これを点角とよぶ．

Ⅱ 窩洞の分類

窩洞は形成された歯面や，修復材料等で分類される．代表的な窩洞の分類を下記に示す．

1. Blackの窩洞分類

G. V. Blackは，う蝕の好発部位と窩洞形成や修復するための技術的特性を考慮して，窩洞を5つに分類した(**図3-17**)．

①1級窩洞：臼歯部の小窩・裂溝や上顎前歯部の舌面小窩に限局した窩洞
②2級窩洞：臼歯部隣接面の窩洞
③3級窩洞：前歯部隣接面の窩洞で切縁隅角を含まない窩洞
④4級窩洞：前歯部隣接面の窩洞で切縁隅角を含む窩洞
⑤5級窩洞：歯の頬(唇)側面や舌(口蓋)側面の歯肉側1/3における窩洞

2. 窩洞が形成された歯面数による分類

①単純窩洞：窩洞が1つの歯面に限局している窩洞
②複雑窩洞：窩洞が2つ以上の歯面に及ぶ窩洞

3. 窩洞が位置する歯面の略称による分類

窩洞の位置する歯面の略称(M，O，D，B，

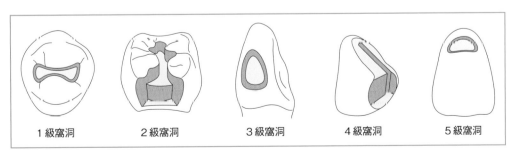

| 1級窩洞 | 2級窩洞 | 3級窩洞 | 4級窩洞 | 5級窩洞 |

図3-17　Blackの分類の例[10]

L 等) で表して分類する. MOD窩洞, OB窩洞のように呼称する.

4. 窩洞を修復する材料名を使用した分類

窩洞の修復に使用する材料名を使用した分類で, メタルインレー窩洞, (コンポジット)レジン窩洞のように呼称する.

Ⅲ 窩洞の条件

Blackは, 窩洞が適切に修復され, 安定した予後が得られるように窩洞が具備すべき条件として, 以下の6つの条件を示した.

1) 適正な窩洞外形を有すること

窩洞の外形はう蝕の範囲のみならず, 修復材料, 予防拡大, 咬合接触状態等を考慮して決定される.

2) 適正な保持形態を有すること

保持形態は, 修復物が窩洞から脱離することを防止する目的で付与する形態である. 基本的な保持形態は箱型で, 必要があれば補助的な保持形態として溝(グルーブ), 穿下(アンダーカット), 小窩を付与し, 保持力を増強する.

3) 十分な抵抗形態を有すること

抵抗形態は修復操作時や修復後に加わる外力によって, 修復物や歯質が破損しないように付与する形態である.

歯質に対する抵抗形態として, 窩底はできるだけ平坦にする, 咬頭・隆線をできるだけ保存する, 遊離エナメル質の除去等がある.

修復物に対する抵抗形態として, 修復物の外形, 厚みに留意して形成する, 凸隅角の整理等がある.

4) 必要な便宜形態を有すること

便宜形態は窩洞形成や修復操作の技術的な要求から, 窩洞に便宜的に付与する形態である. 代表的なものに, インレー窩洞は外開きに形成することや, 隣接面う蝕の処置で, 健全な咬合面部を切削することで隣接面部のう蝕にアプローチできるようにする, 等がある.

5) 適正な窩縁形態を有すること

修復材料によっては窩縁斜面を形成・付与する必要がある.

6) 窩洞は無菌的であること

完成した窩洞は無菌的である必要があり, 構成する歯質は健全歯質とする.

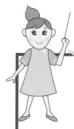

国試に出題されています!

問 下顎左側第一大臼歯に形成された窩洞の写真を示す. Blackの窩洞分類はどれか. 1つ選べ. (第30回/2021年)

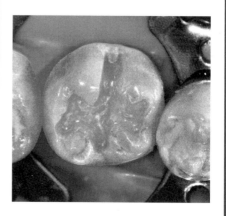

a. Ⅰ級
b. Ⅱ級
c. Ⅳ級
d. Ⅴ級

答 a

SECTION 6

修復処置後の不快事項とメインテナンス

Ⅰ　修復処置後の不快事項

　修復後に認められる不快事項として，修復物の破折・脱離・摩耗，修復物の変色(修復物全体，辺縁部)，食片圧入，二次う蝕，象牙質知覚過敏，咬合痛，歯髄炎，等がある．これらを予防と早期発見(と処置)することがメインテナンスの目的の1つである．着色が修復物表面や辺縁に限局している場合は，再研磨だけで解決する場合もある．また，修復物の一部破折や修復物周囲の一部に限局した二次う蝕は，欠陥部分のみ削除してコンポジットレジンで修復(補修修復)し，健全歯質の保存に努める．

Ⅱ　メインテナンス

1) リコール

　治療後の口腔内を健康に保つには，自覚症状がなくとも患者に定期的に再来院してもらい，治療の経過や，新しくう蝕等の疾患が発症していないかを確認することが重要である．このような再来院(のための指示・指導)をリコールという．

　リコールの期間は3〜12カ月で行われていることが多いが，患者個々のプラークコントロール，年齢，唾液の量・質等のカリエスリスクで決定する．

2) 患者指導

　リコールで来院したら，口腔内の自覚症状の有無，全身の健康状態，セルフケアの実施状況等を医療面接する．その後，修復した歯の検査のみならず，硬組織疾患の有無，歯周組織の検査等も行う．修復後の予後を良好とし，新たな疾患の発症を予防するためにも，口腔清掃，食事，生活習慣，栄養等の患者指導は重要で，リコールの目的の1つである．

IV編

臨床歯科医学
歯・歯髄・歯周組織の疾患と治療

歯内療法

歯内療法

歯内療法は，歯髄疾患および根尖性歯周組織疾患に対する診断および治療と定義される．緊急の歯科治療を希望する患者の多くは歯内疾患（歯髄炎あるいは根尖性歯周炎）による疼痛を主訴にしている．したがって，発痛点が歯髄，根尖周囲組織，歯根膜あるいは歯周組織のいずれに起因しているのかを的確に判断して病態を診断し，適切な治療を行う必要がある．治療に際しては正確な診断や無菌操作が不可欠で，多くの器材や器具を使用するため，歯科医師と歯科衛生士との適切な連携が求められる．

痛みの診断にはいまだに不確実性が伴い，歯原性と非歯原性疼痛の鑑別診断，歯髄の保存あるいは除去の判断に悩むことがある．歯髄疾患では，歯髄の保存を優先するが，患者の理解と協力が得られない場合には抜髄を選択することもある．患者の訴える痛みの症状（自発痛，咬合痛，特徴，広がり）と術者による診察および検査（歯髄電気診，温度診，打診痛，歯周検査，エックス線写真，CBCT）結果から確率の高い病態を絞り込んで鑑別診断するが，歯根破折，医原病や幻歯痛が疑われるケースでは，待機的診断や外科的診断（診断的治療）を行うことがある．

根尖性歯周組織疾患では感染根管内に棲息する嫌気性細菌および細菌由来の毒素や起炎物質による軽微な慢性の炎症反応が全身へ及ぼす影響を勘案し，医療の原則である「感染源の除去」と「再感染の防止」さらに「咬合機能回復」を考慮した歯内療法を実践する．

SECTION 2

歯髄疾患の種類と病態

歯髄疾患は，臨床症状(主に痛みの有無，広がり方および歯質の崩壊度)および病理学的所見に基づいて分類されてきた(**表4-1**)．歯髄疾患を引き起こす主な原因として，①う蝕，②医原病(歯周，修復および補綴治療を行う際の乱暴な器具操作による発熱や傷害)，③ブラキシズムによるエナメルクラック，歯冠あるいは歯根破折，④外傷，があげられる．重度歯周炎によって引き起こされることもある(上行性歯髄炎)．歯髄炎の臨床症状は，歯髄の感染や損傷の重症度をある程度は反映しているが，既存の診察および検査からは歯髄の状態を正確に把握できないこともある．

歯髄炎による痛みと判断した場合，歯髄の病態を鑑別診断し，安易な抜髄を避け可及的に歯髄保存を試みる．そのために，病歴の問診，口腔内検査による患部あるいは患歯の特定，歯以外の原因，たとえば，上顎洞炎，腫瘍，顎関節症，頭頸部の痛みあるいは精神的問題の判別を行う．

1．痛みの特徴

無刺激下で生じる痛みを自発痛とよぶ．自発痛があれば炎症反応が「急性」，なければ「慢性」と判断する．急性の場合には，除痛を含めた何らかの処置を検討する．誘発痛は温度変化によって引き起こされる痛みの違いから，漿液性と化膿性歯髄炎とを鑑別する．食物をかんだときに生じる痛みを咬合痛とよぶ．これらは患者が訴える症状である．

一方，術者が対照歯と患歯を同等の力で叩打した際の感覚の違いから判定する打診痛の有無により，歯髄の炎症が根尖周囲組織に波及したか否かを判断する．もっとも，痛みの特徴に加えて，複数の検査結果から総合的に判断しているのが現状である．

表4-1　歯髄疾患の分類

1．歯髄充血

2．歯髄炎
　1)急性歯髄炎
　　(1)急性単純性(漿液性)歯髄炎
　　(2)急性化膿性歯髄炎
　　(3)急性壊死性歯髄炎
　2)慢性歯髄炎
　　(1)慢性閉鎖性歯髄炎
　　(2)慢性潰瘍性歯髄炎
　　(3)慢性増殖性歯髄炎
　3)上行(昇)性(逆行性)歯髄炎
　4)特発性歯髄炎

3．歯髄変性(石灰変性)

4．内部吸収

5．歯髄壊死・歯髄壊疽

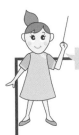

国試に出題されています！

問　温熱刺激により症状が増悪するのはどれか．1つ選べ．(第30回/2021年)

a．歯髄壊疽
b．歯髄充血
c．急性化膿性歯髄炎
d．急性単純性歯髄炎

答　c

根尖性歯周組織疾患の種類と病態

　根尖性歯周組織疾患とは，歯髄の病変が根尖孔や根管側枝を介して根尖周囲組織に波及した場合，あるいは，根管治療時の機械的・化学的刺激が根尖孔外に作用して起こる炎症性疾患である（**表4-2**）．臨床症状，病理学的所見およびエックス線写真からさらに細分類されている．

　根尖性歯周炎の病態は根管内（病巣）の異物に対する宿主の免疫応答，**宿主–細菌相互作用**の概念から説明される．病理学的には，歯根肉芽腫と歯根嚢胞とに分類され，歯根嚢胞の上皮は**マラッセの上皮遺残**由来と考えられているが，詳しい機序は不明である．

　歯髄疾患に比較して根尖性歯周炎は根管内の異物に対する炎症および免疫応答であるため，異なる臨床症状を示す．

Ⅰ　根尖性歯周炎の痛みの特徴と臨床的解釈

①冷・温・電気刺激に対して反応がない
　→歯髄が死んでいる．
②歯の挺出感（歯が浮いたような感じ）
　→歯根膜に炎症が存在する．

③**咬合痛**：食事の際に痛む．
　→歯根膜に炎症が存在する．
④**打診痛**：対照歯に比較して患歯を槌打した際の痛みが強い．
　→患歯の特定に有効．歯根膜に炎症がある．
⑤**圧痛**：歯や根尖部歯肉を押すと痛む．
　→患歯の特定に有効．炎症反応がある．
⑥歯髄が死んでいる．さらに自発痛→急性根尖性歯周炎と診断する根拠になる．
⑦リンパ節の圧痛→急性根尖性歯周炎の場合に生じる．

Ⅱ　臨床的な進行

正常歯髄→歯髄炎→歯髄壊死→根尖性歯周炎

Ⅲ　病理学的な進行（図4-1）

炎症の進行程度によって分類される．

歯根膜期→骨内期→骨膜下期→粘膜下期→慢性期

①**歯根膜期**：根管内の細菌や毒素によって根尖周囲の歯根膜に炎症が起こるが，歯根膜に限

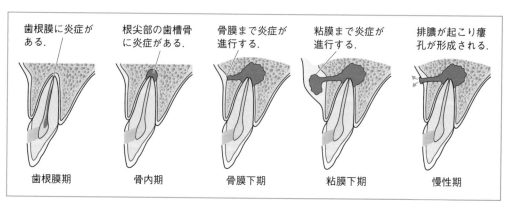

歯根膜に炎症がある．　根尖部の歯槽骨に炎症がある．　骨膜まで炎症が進行する．　粘膜まで炎症が進行する．　排膿が起こり瘻孔が形成される．

歯根膜期　　　骨内期　　　骨膜下期　　　粘膜下期　　　慢性期

図4-1　急性根尖性化膿性歯周炎の進行

局している.

②**骨内期**：炎症が根尖部の歯槽骨内に限局している状態.

③**骨膜下期**：炎症が歯槽骨内を通過して骨膜まで波及しており，痛みの症状が最も顕著である.

④**粘膜下期**：炎症が骨膜を突き破って粘膜まで波及し，歯槽膿瘍を形成し，歯肉の腫脹とともに顔面やオトガイ部が腫脹する.

⑤**慢性期**：さらに波及し，粘膜を突き破って排膿が起こり，**瘻孔**が形成される．その結果，内圧が減少し痛みや腫脹は消失する.

Ⅳ　根尖性歯周炎の症状・腫脹の特徴

1. 急性根尖性歯周炎（表4-2）

自発痛，咬合痛，打診痛，歯の挺出感，根尖部の圧痛，リンパ節の圧痛.

2. 慢性根尖性歯周炎

・痛みはないが，瘻孔（膿瘍が潰れて膿が排出する孔）がみられることがある.

・全身状態が悪いと，違和感や発熱がある.

表4-2　根尖性歯周炎の分類

1. 急性根尖性歯周炎
　1) 急性単純性根尖性歯周炎
　2) 急性化膿性根尖性歯周炎

2. 慢性根尖性歯周炎
　1) 慢性単純性根尖性歯周炎
　2) 慢性化膿性根尖性歯周炎（慢性歯槽膿瘍）
　3) 歯根肉芽腫
　4) 歯根嚢胞

SECTION 4

歯内-歯周疾患

歯髄腔と歯周組織とは，根尖孔，側枝あるいは髄管を通じて，お互いに交通路が存在するため，ともに細菌感染に起因する炎症性疾患である歯内疾患および歯周疾患の一方あるいは両方に病変が形成された場合，双方向的に悪影響を及ぼしうる．概念的には，根尖病変が拡大して歯周ポケットに交通した病態を真の歯内-歯周病変と定義されたこともあるが，定義の根拠が曖昧で，臨床的検査から確実な鑑別診断が困難なことが多い.

Simonの分類（1974年）以降，初期病変，病因，治療法，歯周ポケットの原因あるいは医原病の有無に基づいて，複数の分類が提案されている．2018年には，Herreraらが根管の損傷（医原病であり，不適切な根管形成，穿孔）の有無と病変の大きさに基づく分類を報告している（**表4-3**）．歯内-歯周疾患は根尖性歯周炎および辺縁性歯周炎が相互に影響を及ぼしあった症候群で，再根管治療の難易度や歯根膜およびセメント質の残存度，歯科医師の治療技能によって治療予後は大きく変わり，hopeless teethの治療は専門医にとってもチャレンジングである.

重度歯周炎に罹患した患歯では，根尖孔や側

表4-3　歯内-歯周病変の分類（2018年の新分類）

歯根の損傷を伴った歯内-歯周病変	歯根破折やクラック 根管や髄室のパーフォレーション 歯根外部吸収	
歯根の損傷を伴わない歯内-歯周病変	歯周炎患者における歯内-歯周病変	グレード1　1歯面の狭くて深い歯周ポケット グレード2　1歯面の広くて深い歯周ポケット グレード3　2歯面以上の深い歯周ポケット
	非歯周炎患者における歯内-歯周病変	グレード1　1歯面の狭くて深い歯周ポケット グレード2　1歯面の広くて深い歯周ポケット グレード3　2歯面以上の深い歯周ポケット

枝から歯髄へ細菌感染が波及したと判断された場合，上行性歯髄炎と診断される．歯周組織破壊が重度で，保存的治療が困難なことも多いが，はじめに歯内療法を行って経過観察後に，必要に応じた歯周組織再生療法が適応される．

類似する疾患に，垂直性歯根破折，内部吸収，歯根外部吸収およびセメント質剝離があげられる．内部吸収の原因は不明だが，破歯細胞により髄質壁および根管の象牙質に吸収が起こる疾患である．歯根および歯冠部両方に発症し，歯冠部に生じると歯質が薄くなり，ピンク色のスポット（ピンクスポット）を認めることがある．歯髄が失活し，感染して組織破壊が生じるまで無症状であることが多い．根管治療あるいは実体顕微鏡下で穿孔部をMTAセメントで封鎖することで病変が治癒の機転をとることが多い．一方，歯根外部吸収は歯根や歯頸部の歯質が吸収する疾患で，外傷の既往があることが多い．歯根膜およびセメント質が吸収され，象牙質にも進行する．歯肉弁を開け，病変部をデブライドメントしても，生体親和性を有し実質欠損部を封鎖できる材料がないため，現状では，深い歯周ポケットが残存することが多く，抜歯の適応になることが多い．

セメント質剝離は，加齢，セメント質の肥厚および外傷性咬合の関与が指摘されているが，詳しい機序はわかっていない．中高年者で，単根の生活歯に生じることが多いが，エックス線検査では鑑別できないことが多く，歯周炎の急発を引き起こす．実体顕微鏡を使用して歯周ポケットを観察することで，早期の発見が可能である．

SECTION 5

歯髄検査

歯髄の状態をより正確に診断するため，複数の診察および検査（**表4-4**）を行う．硬組織に囲まれた狭い歯髄腔内の歯髄の状態を現在の個々の歯髄検査から正確に把握することは困難なため，複数の診察および検査結果から最も適当な診断を下しているのが現状である．

I　臨床症状

①**視　診**：う蝕の状態，クラックおよび歯の変色度合いを観察する．
②**触　診**：視診では判断できない欠損をエキスプローラー（探針）で調べる．
③**打　診**：ピンセットで患歯と隣接歯数本を均等な力で軽く槌打し，違和感や痛みの程度を比較・評価する．
④**動揺度**：ピンセットで歯を動かして歯の動揺度を測定する．
⑤**温度診**：患歯に冷温水刺激を加えて痛みの特徴と持続時間を調べる．

II　インピーダンス測定

露髄の有無を調べる．

III　歯髄電気診

歯髄の生死の判断に用いる．

IV　エックス線検査

う蝕の実質欠損と歯髄腔との距離，透過性および不透過性，根尖周囲の歯根膜腔および歯槽硬線の状態を観察する．

歯髄炎由来の痛みは，歯と歯の神経線維が吻合していることからしばしば放散痛を生じるため部位の特定が困難である．一方，根尖性歯周炎による歯根膜や根尖周囲の痛みは限局的で発痛部位の特定は容易である．

歯内疾患を診断して治療法を決定する場合，歯髄の生死を診断することが最も重要である．歯髄の生死判定に電気的あるいは温熱的刺激を行うが，これはいずれも患者の反応を頼りにしており，定量性に難がある．さらに，現在行われている歯髄の生死検査法である歯髄電気診および温度診は，歯髄のvitality（血流による組織の活力）を検査するのではなく，sensitivity（歯髄神経線維の感受性）を検査する方法である．歯髄電気診で使用する単極による電気刺激で

表4-4　歯髄疾患の鑑別診断

種類	自発痛	誘発痛	う蝕の状態
歯髄充血	なし	冷刺激，甘味，酸味	浅い　C_2
急性単純性歯髄炎	あり	冷刺激，甘味，酸味 全部性は打診痛	深い　C_2
急性化膿性歯髄炎	あり	温熱刺激 全部性は打診痛	深い　C_3
慢性潰瘍性歯髄炎	なし	食片圧入	深い　$\overset{\cdot\cdot}{C_3}$
慢性増殖性歯髄炎	なし	食片圧入	C_3 歯髄息肉
歯髄壊死（歯髄壊疽）	なし	なし	歯の変色

は，電流密度が歯髄に集中するとは限らないため，偽陽性反応を生じうる．冷刺激に対する反応のほうが電気診よりも信頼性があるとする報告もある．そのため，歯髄の生死判定には，痛みの評価だけではなく，歯髄の循環血流を指標にした，より客観的な歯髄診断法も検討されている．

Ⅴ 歯髄疾患の種類

1) 広がりによる分類（図4-2）
①一部性歯髄炎：炎症が歯冠部歯髄の一部に限局しているもの
②全部性歯髄炎：炎症が歯髄腔全体に広がったもの

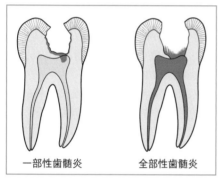

図4-2 歯髄炎の広がりによる分類

2) 歯質の崩壊による分類（図4-3）
①閉鎖性歯髄炎：健康象牙質が歯髄腔を覆っている．
②開放性歯髄炎：歯髄腔を覆っている象牙質がなく，歯髄が露出している．

なお，年齢の若い人では開放性歯髄炎の際，しばしばう窩から歯髄がポリープ状（歯髄息肉）に増殖することがある．これを慢性増殖性歯髄炎という．

3) 感染の有無による分類
①単純性歯髄炎（漿液性歯髄炎）：感染していない．閉鎖性である．
②化膿性歯髄炎：感染している．潰瘍性である．

歯髄炎の診断は，かつて臨床症状と歯髄組織の病理学的研究に基づいて行われたが（表4-1参照），臨床的意義が低いため，現在では歯髄保存の可否と歯髄炎の可逆性との観点から行われている．すなわち，歯髄充血や急性一部性単純性（漿液性）歯髄炎（**可逆性歯髄炎**）では歯髄の保存療法を行い，歯髄の可及的な保存を目指す．

一方，全部性歯髄炎や急性化膿性歯髄炎（**不可逆性歯髄炎**）の場合には抜髄を行う．一部性歯髄炎の場合，可及的に歯髄の保存を試みる観点から，冠部歯髄のみを除去して根部歯髄を保存する生活断髄法を適応することがある．

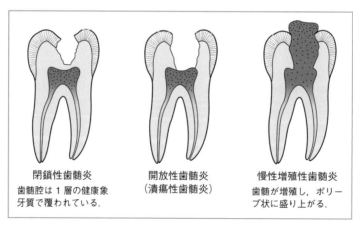

閉鎖性歯髄炎
歯髄腔は1層の健康象牙質で覆われている．

開放性歯髄炎
（潰瘍性歯髄炎）

慢性増殖性歯髄炎
歯髄が増殖し，ポリープ状に盛り上がる．

図4-3 歯質の崩壊による歯髄炎の分類

歯髄保存療法

歯髄充血，外傷や歯科治療時の露髄，初期の歯髄炎に対して歯髄の鎮痛・消炎をはかり，また，歯髄への外来刺激を遮断して歯髄の生活状態を温存させるために行う治療法をいう．

患者が歯髄炎に起因する痛みを訴える場合，緊急処置として疼痛の緩解を行う．歯髄保存が不可能と判断した場合，断髄あるいは抜髄を行うが，深いう蝕を認めて強い自発痛の既往がある場合，あるいは強い歯髄炎症状および歯根膜炎症状の両方を有する場合以外は可及的に歯髄保存療法を試みる．可逆性歯髄炎から不可逆性歯髄炎への移行を判断することが難しいケースでも患者が同意すれば，歯髄の治癒能力に期待して歯髄保存療法を行った後に経過観察して最終的な治療法を決定する．

I 歯髄鎮静療法

歯髄に加わる刺激（細菌感染）を遮断して歯髄の回復力に期待する．歯髄保存の可否が判断しづらいときの待機的な処置でもある．可逆性歯髄炎であれば，薬剤による鎮痛を行わなくても軟化象牙質を器械的に除去し適切に仮封して刺激を遮断すれば歯髄の炎症は消失する．

歯髄鎮痛消炎療法（歯髄鎮静療法）は，歯痛の除去を主目的に行われる．これは，ごく軽度の歯髄炎（可逆性歯髄炎）や窩洞形成後の象牙質知覚過敏に対して，歯髄鎮痛消炎薬（歯髄鎮静薬）を歯髄の鎮静・消炎の目的で適応するものであり，進行した歯髄炎（不可逆性歯髄炎）に対しても抜髄処置までの間の疼痛軽減に適用される．前者を歯髄の保存を前提とした歯髄鎮痛消炎療法，後者を歯髄の除去を前提とした歯髄鎮痛消炎療法という．

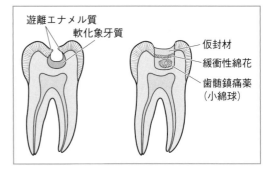

図4-4　歯髄鎮痛消炎療法

1．適応症
1）歯髄の保存を前提とした歯髄鎮痛消炎療法

歯髄充血（窩洞形成後の象牙質知覚過敏），急性一部性単純性（漿液性）歯髄炎．

2）歯髄の除去を前提とした歯髄鎮痛消炎療法

急性全部性単純性（漿液性）歯髄炎，急性化膿性歯髄炎．

2．禁忌症

急性一部性単純性歯髄炎以上に炎症が進行した歯髄や，感染の疑いがある歯髄．

3．術式と使用薬剤・器材（図4-4）
①ラバーダム防湿
②**う窩の開拡**（遊離エナメル質の除去）と軟化象牙質の除去
③**う窩の消毒・清掃**
④**歯髄鎮痛消炎薬の貼薬**
⑤**仮封**

う窩の開拡：う蝕歯の治療においては，術前のエックス線検査でう窩の広がり（大きさ，深さ）を予測したうえでう蝕病変部（感染歯質）を除去して，歯髄の保存が可能か否かを含め治療方針を決定する．う蝕病変部の除去では感染歯質である軟化象牙質の除去を行うが，これを適

切・確実に行うためには遊離エナメル質（健康な象牙質に裏打ちされていないエナメル質）を除去しなければならない．この処置をう窩の開拡という．

　う窩の開拡では，ダイヤモンドポイントやカーバイドバーを用いて高速注水下で遊離エナメル質を削除する．なお，続いての軟化象牙質の除去は，スプーンエキスカベーターやラウンドバーを用いて，象牙質・歯髄複合体の概念のもと慎重に削除する．感染象牙質の明示には，う蝕検知液（1％アシッドレッドプロピレングリコール溶液）が有用である．

4．歯髄の保存を前提とする場合の刺激性の少ない薬剤
①液状：ユージノール，グアヤコール，クレオソート，フェノールカンフル（CC，CP）
②セメント状：酸化亜鉛ユージノールセメント，酸化亜鉛グアヤコールセメント

5．歯髄の除去を前提とする場合の鎮痛作用の強い（疼痛性感覚麻痺）薬剤
　液状石炭酸（C，LP），クロロフェノールカンフル（CMCP），フェノールカンフル（CC，CP）

6．薬剤の所要性質
　象牙質の消毒と歯髄の鎮痛および消炎を期待できる薬剤であることが必要であり，次の条件を満たしているものがよい．
①歯髄を傷害しない（局所作用が軽微）．
②殺菌力が強い．
③鎮痛・消炎効果が優れている．
④浸透性が優れている．
⑤歯を着色しない．

Ⅱ　覆髄法

　歯髄を生活させたまま保存することを目的とする歯髄保護処置で，歯髄保存療法の1つである．軟化象牙質を除去した後にう窩が深くても露髄していない場合には歯髄への刺激を遮断するために間接覆髄を，露髄している場合は象牙質再生を期待して直接覆髄を行う．

　両者を比較すると間接覆髄の予後がよいため，深部に達したう蝕の場合，軟化象牙質をすべて除去すると露髄する危険がある場合には，意図的に感染象牙質を一部残し，水酸化カルシウム，抗菌薬やレジンで象牙質を封鎖し，栄養源を遮断して細菌の増殖を抑制し，象牙質・歯髄複合体による生体防御能と再石灰化作用により第三象牙質が形成されることを期待し，3カ月程度待って仮封材を除去し感染象牙質が石灰化していることを確認してから歯冠修復を行う．この術式を **IPC（indirect pulp capping）** という．**非侵襲性間接覆髄法〔AIPC法（atraumatic indirect pulp capping）〕** ともよばれる．

1．間接覆髄法〔非侵襲性（暫間的）間接覆髄法〕
　う蝕処置や窩洞形成等によって窩底が歯髄に近接し，残存象牙質が菲薄となった場合，間接覆髄剤を窩底に貼薬することによって，外来刺激を遮断し，歯髄に生じた傷害を治癒させるとともに，第三象牙質の形成を促進させ，生体側の積極的な防御反応を利用して歯髄を保護することを目的とする．

1）適応症
・窩洞形成後，窩底に健康な象牙質の1層を有する歯．
・健康歯髄，歯髄充血，急性一部性単純性歯髄炎で歯髄鎮痛消炎療法が奏功した歯髄．
・生活力旺盛な若年者の歯髄．

2）禁忌症
・急性一部性単純性歯髄炎以上に炎症が進行した歯髄や，感染の疑いがある歯髄．
・歯髄鎮痛消炎療法が奏功しない歯髄．

3）術式と使用薬剤・器材（図4-5）
①ラバーダム防湿
②う窩の開拡と軟化象牙質の除去
③窩洞の清掃と乾燥
④間接覆髄剤貼薬
⑤裏層
⑥経過観察：仮封した状態で一定期間を経過観察し，良好ならば修復処置に移行する．

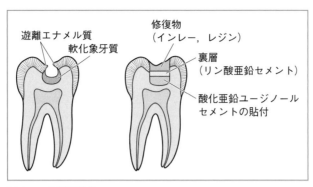

図4-5　間接覆髄法

4) 間接覆髄剤の所要性質

・硬化し，保護層を形成する．

・物理・化学的刺激を遮断できる．

・**第三象牙質**の形成を促進させる．

・歯髄の鎮痛消炎作用がある．

・歯髄に為害作用がない．

・殺菌力を有する．

・膨張，収縮がない．

・操作が容易である．

5) 間接覆髄剤の種類

・酸化亜鉛ユージノールセメントおよびその薬剤：ネオダイン，ユージダイン

・水酸化カルシウム製剤：ダイカル，ライフ，カルビタール

2. 暫間的間接覆髄法（IPC法）

　深在性う蝕の処置において，軟化象牙質の除去を行うと露髄するおそれのある場合，歯髄に近接する軟化象牙質を1層残して間接覆髄剤（主として，水酸化カルシウム製剤）を貼薬し，第三象牙質の形成をはかる．術後3〜4カ月後に経過観察し，臨床症状がなく，エックス線写真上で第三象牙質の形成を確認した後に，前回残した軟化象牙質を除去して，改めて間接覆髄法を行う方法である．

3. 直接覆髄法

　窩洞形成中の非感染性の露髄や，歯の破折に伴う露髄等の偶発的露髄に対して，直接覆髄剤を応用し，歯髄を被覆保護し，第三象牙質の形成を促進して創傷治癒をはかることを目的とする．

1) 適応症

・窩洞形成時の非感染性露髄，および健康歯髄の偶発的露髄（外傷）．

・若年者の根未完成歯．

・露髄面が約2mm以内のもの．

2) 禁忌症

・疼痛を有する歯や感染の疑いがある歯．

・軟化象牙質除去時の露髄．

・露髄面が大きいもの．

・歯髄充血以上の炎症があるもの．

3) 術式と使用薬剤・器材（図4-6）

①ラバーダム防湿

②窩洞の洗浄と清掃

③露髄面の止血，乾燥

④直接覆髄剤の貼薬：水酸化カルシウム製剤，**MTAセメント**

⑤裏層

⑥仮充塡：リン酸亜鉛セメント，グラスアイオノマーセメント

⑦経過観察：2〜3カ月経過観察し，良好なときは修復処置に移行する．

4) 直接覆髄剤の所要性質

・歯髄覆髄部の象牙質被蓋（デンティンブリッジ）の形成促進作用がある．

・歯髄の鎮静・消炎作用がある．

・歯髄に為害作用がない．

・殺菌力を有する．

・操作が容易である．

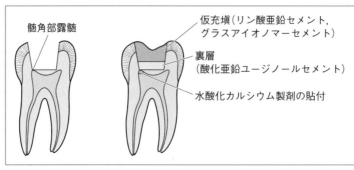

髄角部露髄

仮充填（リン酸亜鉛セメント, グラスアイオノマーセメント）

裏層（酸化亜鉛ユージノールセメント）

水酸化カルシウム製剤の貼付

図4-6　直接覆髄法

5）直接覆髄剤の種類

（1）水酸化カルシウム製剤

　水酸化カルシウムは白色の粉末で，強アルカリ性（pH 12.4）を示し，水に難溶である．組織腐食性を有するが，歯髄に直接応用すると貼薬局所に第三象牙質の形成および添加がみられる．

　水酸化カルシウム製剤には，カルビタール，ダイカル，ライフがある．

（2）ヒドロキシアパタイト

　骨や歯の無機成分の基本構造をなすものであり，リン酸カルシウム系のバイオマテリアルとして医療分野で利用されており，最近では覆髄剤としても使用されている．

（3）MTAセメント

　主成分が酸化カルシウムで，他に数種類の無機成分を含む水硬性セメントで，逆根管充填剤として米国で開発された．起炎作用が少なく，優れた封鎖性と生体適合性を有するため，穿孔部の封鎖材や直接覆髄材として，また，アペキシフィケーションを意図した根管充填材としても使用されている．

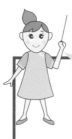

国試に出題されています！

問　14歳の女子．上顎左側中切歯の歯冠破折を主訴として来院した．30分前に転倒したという．自発痛はないが，冷水痛を認めた．歯髄保存療法を行うことになった．初診時の口腔内写真を示す．この治療で貼付するのはどれか．2つ選べ．（第31回/2022年）

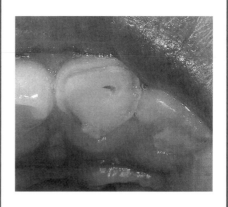

a．MTAセメント
b．水酸化カルシウム製剤
c．酸化亜鉛ユージノールセメント
d．HY剤配合カルボキシレートセメント

答　a, b

　生活歯髄の一部あるいは全部を除去することによって，歯髄疾患由来の疼痛を除去し，歯髄病変が根部歯髄あるいは根尖周囲組織へ波及するのを防ぐために行う治療法をいう．

　歯髄除去療法は，窩洞形成や支台歯形成時の偶発的露髄，外傷性の歯冠破折による露髄あるいは歯髄の保存が不可能と判断した場合に適用される．歯髄疾患由来の疼痛の軽減と病変拡大の防止および根尖周囲組織の健康維持を目的とする．

　歯髄除去療法は，歯髄を除去する範囲，すなわち歯髄の一部か全部かによって，歯髄の一部除去療法（断髄法・**歯髄切断法**）と歯髄の全部除去療法（**抜髄法**）とに分類される．

Ⅰ　生活断髄法（生活歯髄切断法）

　断髄法（歯髄切断法）とは，損傷や炎症が歯髄の一部，すなわち冠部歯髄に限局している場合に，冠部歯髄を切断除去することで病変が根部歯髄へ波及するのを防止する治療法である．患歯に局所麻酔を行った後，罹患した冠部歯髄を除去し，根部歯髄を健康な状態で保存することを目的とする．歯髄炎症状が強いにもかかわらず打診痛がみられず，患者が若年で根尖孔が閉鎖していない根未完成歯や根管が太く歯髄組織の再生能力に期待できると判断した場合には，まず冠部歯髄を除去して根部歯髄の止血ができれば，歯髄切断面に水酸化カルシウムを貼薬して根部歯髄の保存をはかる．感染源が除去できていれば，デンティンブリッジが形成され，根部歯髄は保存でき，根尖孔は閉鎖される．

1）適応症

・窩洞形成，支台歯形成および外傷による健康歯髄の偶発的露髄を生じ直接覆髄が困難な場合．

・軟化象牙質除去中に露髄し，直接覆髄が困難な場合．

・歯髄充血，急性一部性単純性（漿液性）歯髄炎で，歯髄保存療法が奏功しなかった場合．

・急性一部性化膿性歯髄炎．

・慢性潰瘍性歯髄炎と慢性増殖性歯髄炎の初期．

2）禁忌症

　根部歯髄にまで炎症，感染および損傷が波及している場合．

3）術式と使用薬剤・器材（図4-7）

①局所麻酔：浸潤麻酔法，伝達麻酔法

②ラバーダム防湿

③軟化象牙質の除去およびう窩の清掃

④天蓋の除去

⑤歯冠部歯髄の切断，除去：スプーンエキスカベーター，ラウンドバー

⑥髄室開拡

⑦髄室の清掃：冠部歯髄除去後に次亜塩素酸ナトリウム溶液で洗浄して髄腔内を消毒する．

⑧切断面に生活断髄薬を貼薬する：生活断髄薬としてはMTAあるいは水酸化カルシウム製剤が使用される．

⑨裏層：酸化亜鉛ユージノールセメント，リン酸亜鉛セメントを使用，その上からグラスアイオノマーセメントで確実に仮封する．

4）麻酔抜髄即時根管充填法

　麻酔抜髄後，死腔になった根管をただちに充塞する術式を，麻酔抜髄即時根管充填法という．

Ⅱ　抜髄法

　不可逆性歯髄炎の場合には，病的な歯髄組織を生理的根尖孔まで除去し，根管の拡大形成を行った後，死腔を残さないように根管を三次元

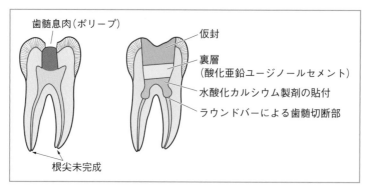

図4-7　生活断髄法（若年者の根未完成永久歯における慢性増殖性歯髄炎の例）

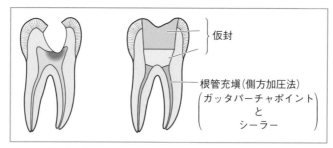

図4-8　抜髄法（急性化膿性歯髄炎の例）

的に緊密に封鎖する．根尖部の理想的な治癒形態は，第二（新生）セメント質の添加あるいは歯髄の化生による骨性瘢痕治癒とされている．成功率は専門医の報告では90％以上であるが，報告間のばらつきは大きい．

歯髄の全部除去療法は，歯髄の病変が根部歯髄にまで波及している場合に，歯髄組織を全部除去することによって，歯髄疾患による疼痛を除去して患者の苦痛を取り除き，同時に病変が根尖周囲組織へ波及するのを防止して，根尖周囲組織を健康に保ち，歯の機能を正常に営ませることを目的とする．

1）適応症
・急性全部性単純性歯髄炎
・**急性化膿性歯髄炎**
・窩洞形成や支台歯形成時の大きな露髄
・**慢性潰瘍性歯髄炎**
・慢性増殖性歯髄炎
・壊疽性歯髄炎
・複雑性歯牙破折による露髄
・補綴的要求による健康歯髄

2）禁忌症
絶対的禁忌症はないが，根尖未完成歯には，最初に抜髄を行うのではなく生活歯髄切断を行い，歯根完成後に改めて根部歯髄を除去する．また，患者が全身疾患を有していたり，月経や妊娠状態であったり，極度の疲労を訴える場合には，歯髄鎮痛消炎療法を行い，全身状態の回復後に抜髄する．

3）術式（図4-8）
①除痛

直接抜髄法（麻酔抜髄法）：浸潤麻酔，伝達麻酔の奏効下で抜髄する．

②ラバーダム防湿

③天蓋除去：FG用バー，ラウンドバー

④歯冠部歯髄の除去：スプーンエキスカベーター，ラウンドバー

⑤髄室開拡

⑥根管口の確認：ブローチ，エキスプローラー

⑦根部歯髄の除去

＊麻酔抜髄の場合，感染根管と異なり，出血の影響か根管長測定が安定しない傾向がある．最初にメーターがぶ

れずに安定して測定できればそのままで，不安定な場合，抜髄して出血が減少した後に再測定を，あるいは次回のアポイントで測定することがある．

⑧根管長（作業長）の測定：抜髄が適正かつ確実に行われるために，根尖部のセメントー象牙境から切端または咬頭頂までの長さを正確に知ることが必要である．この長さのことを，根管長あるいは作業長という．下記の3つの方法がある．

A．エックス線写真による方法

B．電気的根管長測定による方法

C．術者の手指の感覚による方法

⑨根管口の漏斗状拡大（歯質を過剰に切削しないように留意する）

⑩根管の機械的拡大形成：根管壁をリーマーやファイルを用いて切削し，象牙芽細胞等の歯髄残遺物や未石灰化の象牙前質を除去して環境改善をはかる根管の機械的拡大と，根管の最終処置である根管充塡によって根管が確実に閉鎖できるように，根管を適切な形態（形と太さ）に整える根管形成とを意味する．

⑪根管の化学的清掃：機械的拡大形成を行う際，器具が根管壁すべてに接触するわけではないため，根管拡大中は，常に次亜塩素酸ナトリウム溶液を根管内に入れ，化学的清掃を同時に行うことが推奨されている．

⑫根管消毒薬の貼付

⑬仮封

4）抜髄根管における根管形成

主に以下の3種類があげられる．

①根管底部の抵抗形態：**アピカルシート**，アピカルストップ

②根尖から歯冠側に向けた便宜形態：**フレアー形態**

③アピカルシートに連なる保持形態：アピカルカラー．

根尖から歯冠側に向けて根管にフレアー形成するために，**ステップバック形成法**や円周（全周）ファイリングを行う．一方，**Ni-Ti製ロータリーファイル**を用いた**クラウンダウンテクニック**（根管形成法）も行われている．

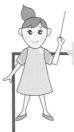

国試に出題されています！

問　麻酔抜髄に使用される薬剤で化学熱傷の原因となるのはどれか．1つ選べ．（第30回/2021年）

a．3% EDTA

b．3%過酸化水素水

c．2%塩酸リドカイン

d．10%次亜塩素酸ナトリウム

答　d

　血流を失った失活歯の根管内では複数の細菌が増殖し，根管内が腐敗して感染根管になる．根管内の異物（細菌，細菌毒素，歯髄腐敗分解産物）は根尖孔を介して根尖周囲組織を刺激し，根尖部周囲に病変（**根尖性歯周炎**）を引き起こす．そのため，原因除去の観点から，**感染根管**内の異物を取り除く（感染根管治療あるいは根管治療）とともに，再感染防止を目的として根管内を充塞する治療（**根管充填**）が適応される．

　根管治療の3大原則は「cleaning, shaping, packing」とシンプルであるが，これまでの研究から，直視できない三次元的に彎曲した根管系の根管内壁を機械的に確実に清掃することは容易ではないため，次亜塩素酸ナトリウム溶液を用いた化学的清掃が行われている．感染根管内の壊死あるいは感染物質を除去し，根管を拡大・消毒し，根尖歯周組織に対して無害にすることによって，根尖周囲組織の治癒を促す．

Ⅰ　感染根管治療

1）適応症

　歯髄壊死，歯髄壊疽，根尖性歯周炎

2）禁忌症

　絶対的禁忌症はない．感染根管内外の感染源を除去することは歯科医療の原則といえる．

3）術式（基本的には抜髄法に準じる）

①髄腔の拡大

②根管長測定：手指の感覚，エックス線写真，電気的根管長測定器による方法がある．

③根管拡大：**排膿路**の確保，根管の器械的清掃，根管貼薬を容易にすることを目的とする．

④根管洗浄：次亜塩素酸ナトリウム溶液で洗浄する．

⑤根管貼薬：ブローチ綿花やペーパーポイントで消毒薬を根管内に貼薬する．

⑥仮封：水硬性仮封材等

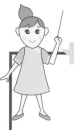

国試に出題されています！

問　根管治療に使用する次亜塩素酸ナトリウム溶液の特徴はどれか．2つ選べ．（第31回/2022年）

a. 根管壁を脱灰する．
b. 有機質を溶解する．
c. 強アルカリ性である．
d. 化学的に安定している．

答　b, c

SECTION 9

根管治療と治療に用いる器具・器材

　根管治療を行うには，ラバーダム防湿による患歯の隔離，軟化象牙質の除去，根管の拡大形成，仮封といった治療ステップを確実に実施する必要がある．各治療ステップで，下記に示した器具や器材を使用するため，治療の手順と使用する器具を理解したうえで治療のアシストを行う必要がある．

①**ラバーダム防湿**：ラバーダムシート，ラバーダムクランプ，クランプフォーセップス，ラバーダムパンチ，ヤングのフレーム，デンタルフロス，排唾管．一般検査用器具（デンタルミラー，ピンセット，エキスプローラー，スプーンエキスカベーター）等．

②**う窩の開拡**，軟化象牙質の除去：う蝕検知液（1％アシッドレッドプロピレングリコール溶液），カーバイドバー，ダイヤモンドポイント，ラウンドバー，スプーンエキスカベーター，5〜10％**次亜塩素酸ナトリウム（NaClO）溶液**

③窩洞の清掃と乾燥：ミニウムシリンジ，小綿球，**スリーウェイシリンジ**（気銃）

④**仮封**：セメント練板，セメントスパチュラ，練成充塡器

I　根管の機械的拡大・形成

①**Kファイル**：根管の拡大や根管壁の平滑化に使用する器具であり，手用とマイクロモーター用あるいは超音波用がある．横断面が正方形で，規定のテーパーのついたステンレス鋼線，あるいはカーボン鋼線をねじってつくられている．

②**リーマー**：根管の拡大形成，ときに根尖孔の穿通に使用する器具であり，手用とマイクロモーター用とがある．横断面が正三角形で，規定のテーパー（先細の形）を有するステンレ

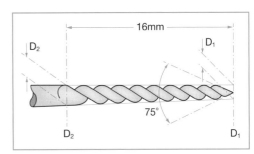

図4-9　リーマー，ファイルの国際規格（ISO）基準（J. I. Ingleより）

D_1：刃部先端部の太さ，D_2：刃部末端部の太さ　①刃部の長さ（D_1〜D_2）：16mm　②テーパー度（刃部の太くなる程度）：D_2とD_1の差は0.32mmあり，0.32÷16＝0.02となって，D_1からD_2に1mm進むごとに0.02mm太くなる．③刃部先端部の角度：75°

ス鋼線，あるいはカーボン鋼線をねじってつくられる．

③**Hファイル**：根管拡大や根管壁の平滑化に使用する器具で，牽引（根管壁に押し付けて引き戻す）操作によってきわめて効率的に行える．規定のテーパーのついたステンレス鋼線を切削加工してつくられた，鋭利な刃を有している．

④リーマー，ファイルの国際規格（ISO）（**図4-9，表4-5**）

⑤**ピーソーリーマー**：根管口部を漏斗状に形成するために使用する器具で，コントラ用エンジンに付けて，低速回転で使用する．類似の器具に**ラルゴリーマー，ゲーツグリデンドリル**等があり，同じ用途に使用される．

II　根管の化学的拡大・清掃

1．次亜塩素酸ナトリウム溶液

　強力な有機質溶解作用と消毒作用を有しており，3〜10％のものが根管清掃薬として用いられる．欧米ではかなり以前から単独で用いられ

表4-5 国際規格(ISO)によるリーマー，ファイルのサイズとカラーコード

規格番号	色別(柄)	直径	
		D_1 (mm)	D_2 (mm)
08	銀	0.08	0.40
10	紫	0.10	0.42
15	白	0.15	0.47
20	黄	0.20	0.52
25	赤	0.25	0.57
30	青	0.30	0.62
35	緑	0.35	0.67
40	黒	0.40	0.72
45	白	0.45	0.77
50	黄	0.50	0.82
55	赤	0.55	0.87
60	青	0.60	0.92
70	緑	0.70	1.02
80	黒	0.80	1.12
90	白	0.90	1.22
100	黄	1.00	1.32
110	赤	1.10	1.42
120	青	1.20	1.52
130	緑	1.30	1.62
140	黒	1.40	1.72

＊規格番号：D_1の直径を100倍した値

ている．現在では日本でも次亜塩素酸ナトリウム溶液の単独使用が標準となり，次亜塩素酸ナトリウム(NaClO)溶液と過酸化水素(H_2O_2)の交互洗浄は行われなくなっている．NaClOとH_2O_2の交互洗浄によって，NaClOの抗菌効果が中和され阻害されるためである．NaClO溶液は，強力な抗菌作用と抗ウイルス作用に加えて，有機物溶解作用を有していることから，最も効果的な根管洗浄薬として単独使用が推奨されている．

2. 無機質溶解剤 (脱灰剤)

根管壁を脱灰して，根管を拡大したり，狭窄部を開拡したりする目的で使用する．EDTA製剤(RCprep，モルホニン)が用いられている．

3. その他

生理食塩水等がある．

Ⅲ 根管長測定

1. 電気的根管長測定器

2つの異なる周波数の交流を用いて相対値法によって根管長を求める高精度の**電気的根管長測定器**が使用されている．エックス線被曝を防げるだけでなく，測定精度も高いという利点はあるが，金属修復物が装着されている歯では電流の漏電により，また，止血が難しい抜髄根管，歯根未完成歯や根尖孔が大きく破壊されている歯では測定時の誤差が出やすい．

Ⅳ 根管の消毒

根尖周囲組織に対する刺激を防ぐため，多種の根管消毒薬(劇薬)が市販されているが，近年は低刺激性の水酸化カルシウム(p.88参照)が推奨されている．

Ⅴ 仮封

1. 水硬性仮封材

パテ状の仮封材で，口腔内の水分によって硬化する．練和する必要がなく，厚みが3mm以上あれば辺縁封鎖性は良好で，超音波スケーラー等で除去できるため，便利な仮封材であるが，機械的強度は劣り，薬効はない．短期的な仮封に適している．

2. グラスアイオノマーセメント，カルボキシレートセメント

歯質接着性と辺縁封鎖性を有し，高い機械的強度を有することから長期間(1カ月以上)の仮封が必要な場合，使用されることがある．

3. 酸化亜鉛ユージノール製剤

封鎖性は高いがユージノールによる刺激性がある．

4．二重仮封

・2種類の仮封材の長所を活かした仮封法．
・内層（下層）に水硬性仮封材等，外層（上層）に
　グラスアイオノマーセメント等を用いる．
・薬効を最大限に発揮できる．

Ⅰ 目的

①根管治療で死腔になった歯髄腔を三次元的に緊密に充填し，根尖孔と根尖歯周組織の交通を遮断する．
②根管を無害にし，根尖歯周組織の治癒を容易にする．

Ⅱ 根管充填材の種類

①糊剤：単独で根管充填を行うビタペックス，固形材とともに用いるキャナルス等
②固形材：ガッタパーチャポイント，シルバーポイント，プラスチックポイント

Ⅲ 根管充填材の所要性質

①根管に適合しやすい．
②根尖歯周組織に対して無害である．
③エックス線造影性がある．
④充填後に膨張・収縮をしない．
⑤必要に応じて除去できる（ガッタパーチャやシーラーは，クロロホルムやGPソルベント等で溶解して除去できる）．
⑥歯を着色しない．

Ⅳ スプレッダー

側方加圧根管充填時に使用し，根管内に挿入したガッタパーチャポイントを根尖方向と側方に加圧して補助ポイントの入る空隙をつくる．
先端が尖頭あるいは円頭状の細長いテーパーを有し，把持部の形態の違いにより，ハンディータイプとフィンガータイプがある．また，前者には上顎用と下顎用，前歯用と臼歯用がある．

Ⅴ プラガー

根管内に填塞したガッタパーチャを，根尖方向に加圧圧接するときに使用する．
先端は平頭状で，把持部の形態からハンディータイプとフィンガータイプがある．

Ⅵ ヒートキャリア

根管内に挿入したガッタパーチャポイントを，加熱軟化するときに使用する．主として，垂直加圧充填法を行うときに用いる．

Ⅶ スパイラル・ルートフィラー（レンツロ，らせん型根管充填器）

根管充填用器具で，マイクロモーターのコントラアングルに装着し，低速回転で上下運動をさせながら，少量ずつ糊剤やシーラー等を根管に送り込むようにして用いる．

Ⅷ ガッタパーチャポイント

①成分：ガッタパーチャ18〜20％，酸化亜鉛61〜75％，ワックス1〜4％，重金属塩2〜17％
②用途：根管充填
③規格：マスターポイントは，ISO（国際規格）リーマー，ファイルと同じ色と太さのサイズに規定されている．

SECTION 11

根未完成歯の処置

　根未完成歯の場合，根尖が広く開放しており，歯質の厚みも不十分なため，歯根の発育と根尖の完成を期待する場合に用いられる．若年者の歯髄の再生能力は旺盛である．

I　アペキソゲネーシス

　根未完成歯で歯髄を除去する場合，根管上部の感染歯髄を除去して根尖部歯髄を保存し，水酸化カルシウムを塡塞する．根尖のヘルトヴィッヒ上皮鞘が残存していれば，歯根の形成および根尖閉鎖が誘導される．根尖の封鎖後にガッタパーチャで根管充塡を行う．

II　アペキシフィケーション

　歯髄が壊死を起こして根尖病変を有する根未完成歯に対して，根管内の感染物質を可及的に除去して水酸化カルシウムを塡塞する．歯根の成長は起こらないが，硬組織の添加に伴って根尖が閉鎖する．根尖の封鎖後にガッタパーチャで根管充塡を行う．

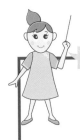

国試に出題されています！

問　歯髄壊疽が認められた根未完成歯に対して，根管内の消毒後に水酸化カルシウムを貼薬し，経過観察を行うことになった．期待するのはどれか．1つ選べ．（第30回/2021年）

a．根尖の閉鎖
b．歯根の成長
c．歯髄腔の閉鎖
d．象牙質の形成

答　a

通常の根管治療では治癒の機転をとらない場合あるいは補綴装置やコアの存在で根管からのアプローチが困難な場合に外科的歯内療法を適応する(**図4-10**). 前医による不適切な根管治療が原因で根尖孔が大きく破壊されていたり，根尖孔外のバイオフィルムや囊胞壁が残存している場合，通常の根管治療では感染源を確実に除去できないことがあるため，明視野下で患部の郭清を行う. **医原病**(穿孔，根管の損傷)のリカバリーとして行われることもある. 実体顕微鏡(マイクロスコープ)の使用により，治療成績は格段に向上している.

Ⅰ 根尖搔爬

歯肉切開して歯肉弁を剝離し，皮質骨で覆われている場合には皮質骨穿孔し，根尖周囲の病変を搔爬する. このとき，根尖周囲の口蓋側あるいは舌側がみえにくいため，炎症性肉芽組織の取り残しに注意する.

Ⅱ 根尖切除

根尖搔爬と同様に，病変を搔爬するとともに根尖3mm程度上方を切除して，側枝および炎症性肉芽組織を確実に除去する. 必要に応じて逆根管充塡を行う.

Ⅲ 歯根切断

複根歯の場合，歯冠部はそのままにして，根尖性歯周炎に罹患したあるいは歯根破折した歯根のみを切断して抜根する. 感染源の除去を目的とした治療法である.

Ⅳ 歯根分離

歯根分離(ルートセパレーション)は，下顎大臼歯の根分岐部に重度歯周炎，う蝕あるいは髄床底部の穿孔に起因する病変があり，治療によって感染源の除去が困難な場合，近心根と遠心根とを分離して歯冠部を連結し，術後の清掃性を維持することで患歯を保存して機能させる方法である.

Ⅴ ヘミセクション

ヘミセクション(歯牙分割一部保存法)とは，下顎大臼歯で1根に大きな病変(根尖病変，重度歯周炎あるいは垂直的歯根破折)があり，保存的な治療が適応できない場合，その根を歯冠部とともに除去して，他方の1根を保存する方法である. ヘミ(hemi)はギリシャ語で「半分」の意味. 上顎大臼歯の場合，通常は3根あるため，1根を上部歯冠部と一緒に切除する(トライセクション). 術後は補綴治療が必要になる.

Ⅵ 歯の再植・移植

再植は外傷により脱落した歯を元の歯槽窩に戻して固定する処置であるが，短根歯や大臼歯で歯根が癒合している場合，口腔内で根尖切除を行わず，患歯を抜歯して口腔外に取り出し，明視野下で根尖切除および逆根管充塡を行い，根尖周囲部分の炎症性肉芽組織あるいは囊胞壁を除去後に患歯を戻して固定する方法もある(意図的再植).

抜歯時に歯根破折や歯根膜を挫滅すると骨性癒着や歯根の外部吸収を生じるリスクを伴うが，歯肉切開，縫合や術中の骨除去等根尖切除を適応できない症例(第二大臼歯が多い)に用い

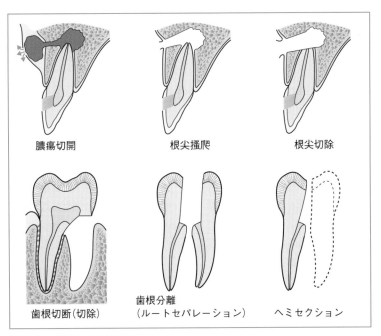

膿瘍切開　　　　　根尖掻爬　　　　　根尖切除

歯根切断(切除)　　歯根分離　　　　　ヘミセクション
　　　　　　　　（ルートセパレーション）

図4-10　外科的歯内療法

IV編　歯内療法

られることがある．具体的には，単根歯や臼歯の歯根癒合歯等，意図的抜歯が比較的容易なケースで適応される．顎関節症のため，十分な開口ができず，根管からのアプローチで根管治療が行えない症例にも適応できる．

　移植法は抜歯されたあるいはすでに存在する歯の欠損部位に，口腔内で機能していない歯を抜去して移植する方法である．

外傷歯の治療

歯に外傷を受けた場合，硬組織である歯，セメント質および歯槽骨が損傷を受けるばかりでなく，歯根膜にも損傷が及ぶことがある．外傷力の大きさによっては，歯冠および歯根破折や歯槽骨骨折を伴う．

外傷歯の治療方針で重要なことは，歯髄と歯根膜の保存であり，外傷歯の診断と治療方針を立案する際には，歯髄保存の可否と歯根膜への損傷度を勘案して行うが，外傷直後は歯髄の生死判定や歯根膜の損傷度を的確に評価することは困難なため，整復固定を行い，待機的治療および診断を実施することが多い．

歯髄の生死判定に加えて，患歯のエックス線診断から，歯根吸収，外部吸収あるいは内部吸収が生じていないか定期的に経過観察する．

Ⅰ　歯の破折

スポーツや交通事故によって歯に外傷を受けた場合に，硬組織の歯に加えて歯根膜，セメント質および歯槽骨が損傷を受けることがある．歯根膜の挫滅や歯槽骨骨折を生じると，長期予後が不良になる確率が高くなる．

歯の破折は生じた部位によって歯冠と歯根，さらに破折線の方向から垂直あるいは水平的歯根破折に分類される．破折面が歯肉縁下あるいは骨縁下に及ぶと，骨縁上組織付着の維持やフェルール効果を勘案して矯正による歯の挺出，外科的挺出あるいは歯槽骨切除術による臨床的歯冠長延長術を適応する必要があり，治療のコストおよび難易度が高くなる．

Ⅱ　歯の脱臼

不完全脱臼では，歯の変位を伴わないがわずかな動揺を認める．挺出性脱臼と側方性脱臼では，歯冠側あるいは側方に歯が変位するような損傷が歯周組織へ生じている．両者とも歯根膜への血液供給は完全には離断していないが，歯髄への血液供給は完全に離断している可能性がある．整復・固定後に経過観察を行い，経過不良の場合には，抜髄・根管治療を適応する．

完全脱臼は歯が完全に支持組織から離れた状態で，歯根膜，歯髄への血液供給が完全に離断している．再植後に固定を行い，基本的には歯髄を除去して根管治療を行う．歯根吸収や外部吸収を生じることがあるため，長期的に経過観察を行う．

SECTION 14 歯内療法における安全対策

根管治療は目でみえない狭い根管系が治療対象になるため，根管治療に伴う偶発症として根管拡大用ファイルの破折，根管の穿孔，医科との連携が必要となる器具の誤飲・誤嚥，エアーシリンジの過剰な誤操作による気腫，根尖孔外への次亜塩素酸ナトリウム溶液あるいは過酸化水素の溢出による神経系の損傷や皮下気腫が報告されている．

術者の誤操作やミスによる器具の落下によって怪我することもありうるため，歯科医師と歯科衛生士は歯内療法におけるこれまでの偶発症を理解し，医療事故の防止と安全対策に努める必要がある．

次亜塩素酸ナトリウム溶液を誤って口腔内や口腔外へ誤滴下した場合，ただちに含嗽あるいは水洗して希釈する．器具を誤って患者の口腔外に落下させた場合，最も重大な偶発症は目への損傷であるため，目の保護を目的に患者にゴーグルを着用させる．

I 歯内療法用器具の根管内破折

根管治療中に歯内療法用器具が破折する偶発症の発生頻度は高い．根管系の形態に対する術者の配慮不足と不適切な器具操作，治療用器具の整備不良等が理由として考えられる．

II 根管壁穿孔

髄室開拡時に歯軸方向を誤って切削し，根管の側壁や髄床底に穿孔を生じることがある．根管狭窄している場合，根管の探索時に生じやすい．

III 皮下気腫

不用意なエアーシリンジ操作や根管洗浄によって生じうる．過酸化水素水を根尖孔外に溢出させるとカタラーゼ反応による発泡作用が生じるため，使用を控える．

IV 誤飲・誤嚥

ラバーダム防湿を使用せずに簡易防湿下で根管治療を行う場合，ファイルを誤嚥あるいは誤飲させるリスクがある．誤飲は最悪の場合，医科に紹介して開腹下で取り出す可能性がある．ラバーダム防湿が困難な症例では，チェーンホルダーを使用するとよい．

V 化学物質過敏症

現代社会では無数の化学物質が使用されており，シックハウス症候群やシックカー症候群に代表されるように，化学物質に過敏に反応する患者が存在する．欧米および日本でもホルムアルデヒド系殺菌剤の使用を避け，水酸化カルシウム製剤を使用することが推奨されているが，日本では根管治療時に根管消毒にホルムアルデヒド系殺菌剤を使用する術者はいまだに多いため，歯内療法によって化学物質過敏症を発症あるいは増悪しうる．

V編

編

臨床歯科医学
歯・歯髄・歯周組織の疾患と治療

歯周治療

歯周病の種類と病態

歯周病は，歯周組織に発症する疾患群の総称であり，その原因，発症の時期，臨床症状等によっていくつかの異なる病態に分類される（表5-1）．主な歯周病には，病変が歯肉に限局している歯肉病変，結合組織性付着と歯槽骨の破壊が認められる歯周炎，および咬合性外傷がある．

Ⅰ 歯周病の種類

1．歯肉病変

歯肉病変は，病変が歯肉に限局している病態の総称である（図5-1）．

1）プラーク性歯肉炎

プラーク性歯肉炎では，歯肉に発赤，腫脹，

表5-1　日本歯周病学会による歯周病分類システム（2006）

Ⅰ．歯肉病変[*1]　Gingival lesions	
1．プラーク性歯肉炎[*2]	1）プラーク単独性歯肉炎[*2] 2）全身因子関連歯肉炎[*2] 3）栄養障害関連歯肉炎[*2]
2．非プラーク性歯肉病変	1）プラーク細菌以外の感染による歯肉病変 2）粘膜皮膚病変[*2] 3）アレルギー性歯肉病変[*2] 4）外傷性歯肉病変[*2]
3．歯肉増殖	1）薬物性歯肉増殖症 2）遺伝性歯肉線維腫症

Ⅱ．歯周炎[*1]　Periodontitis	
	1）全身疾患関連歯周炎 2）喫煙関連歯周炎 3）その他のリスクファクターが関連する歯周炎
1．慢性歯周炎[*2] 2．侵襲性歯周炎[*2] 3．遺伝疾患に伴う歯周炎[*2]	

Ⅲ．壊死性歯周疾患[*1,*2]　Necrotizing periodontal diseases
1．壊死性潰瘍性歯肉炎[*2] 2．壊死性潰瘍性歯周炎[*2]

Ⅳ．歯周組織の膿瘍[*2]　Abscesses of periodontium
1．歯肉膿瘍[*2] 2．歯周膿瘍[*2]

Ⅴ．歯周-歯内病変[*2]　Combined periodontic-endodontic lesions

Ⅵ．歯肉退縮　Gingival recession

Ⅶ．咬合性外傷[*2]　Occlusal trauma
1．一次性咬合性外傷[*2] 2．二次性咬合性外傷[*2]

[*1]：いずれも限局型，広汎型に分けられる．
[*2]：米国歯周病学会の新分類（1999）と全く同一の疾患名を示す．これ以外については本学会で定義したものである．

（日本歯周病学会 2022）

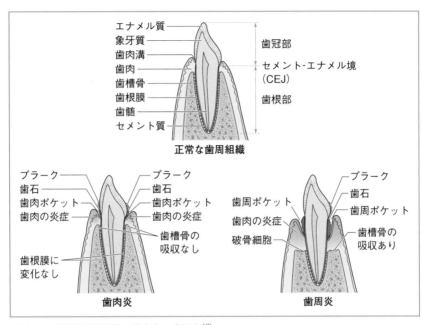

図5-1　正常な歯周組織と歯肉炎，歯周炎[12]
歯肉炎と歯周炎の最も大きな違いは，付着喪失の有無および支持歯槽骨に炎症性骨吸収が及んでいるか否かである．

プロービング時の出血を認め，**スティップリング**が消失する．歯肉の歯冠側方向への腫脹によって歯肉溝は深くなり**歯肉（仮性）ポケット**が形成される．ポケット底部は，**セメント-エナメル境**付近にある．エックス線写真では，歯槽骨の吸収は認められない．

（1）プラーク単独性歯肉炎

プラークの付着によって発症する歯肉に限局した炎症である．原因であるプラークを適切に除去することで軽減・消退する．

（2）全身因子関連歯肉炎

プラークのみならず他の因子によって炎症が影響を受けた病態である．炎症の程度や範囲はプラーク単独性歯肉炎より大きく，治療も複雑になることがある．

①思春期関連歯肉炎

プラークが直接的原因である．比較的少量のプラークによって明らかな歯肉の炎症がみられることから，**性ホルモン**の上昇がその進行に影響する．

②月経周期関連歯肉炎

プラークが主役であるが，月経時に起こる**女性ホルモン**のアンバランスによって増強される歯肉炎である．

③妊娠関連歯肉炎

妊娠前から存在した歯肉炎が，妊娠期の女性ホルモンのバランスの変化によって影響される歯肉炎である．

④糖尿病関連歯肉炎

糖の最終代謝産物の増加によって歯肉が易感染性に陥り，炎症性サイトカインの亢進によって歯肉の炎症が増強される．

⑤白血病関連歯肉炎

造血機能に異常をきたした悪性腫瘍性疾患であり，歯肉からの出血は止血困難である．

（3）栄養障害関連歯肉炎

栄養障害が歯周組織の恒常性維持に影響を及ぼすことがその歯肉炎発現のメカニズムである．ビタミンC（アスコルビン酸）欠乏症である壊血病の口腔内所見として出血性の歯肉炎がある．

2）非プラーク性歯肉病変

（1）プラーク中の細菌以外の感染による歯肉病変

特殊な細菌，ウイルス，真菌の感染によって生じる病変である．

（2）粘膜皮膚病変

自己免疫疾患で歯肉病変を呈することがある．慢性剝離性歯肉炎では，歯肉の発赤，水疱形成，歯肉上皮の剝離・脱落等がみられ，擦過痛や灼熱感を訴える．更年期の女性に多くみられ，原因は明らかではないがホルモンバランスの関係が示唆される．

（3）アレルギー性歯肉病変

金属，レジン等の修復物や補綴装置の辺縁にアレルギー性の歯肉炎がみられることがある．

（4）外傷性歯肉病変

薬物等による化学的刺激，歯ブラシの誤用等による物理的な刺激，飲食物の温度刺激等による歯肉の炎症で，一過性である．

3）歯肉増殖

（1）薬物性歯肉増殖症

直接の原因はプラークであるが，服用している薬剤が歯肉の線維芽細胞に作用して歯肉増殖が起こると考えられている．歯肉増殖を引き起こす薬剤としては，抗てんかん薬であるフェニトイン（ダイランチン），降圧薬であるニフェジピン，免疫抑制薬であるシクロスポリンがある．適切にプラークコントロールすることで症状は軽減するが，再発することもある．服用薬を中止あるいは変更することで軽減することもある．

（2）歯肉線維腫症

歯列全体に高度に線維化した歯肉の増殖がみられるまれな疾患である．遺伝性疾患と考えられている遺伝性歯肉線維腫症と原因不明の特発性歯肉線維腫症がある．

2．歯周炎

歯周炎は，歯肉の炎症のみならず付着喪失（**アタッチメントロス**）および歯槽骨の破壊がみられる（**図5-1**）．一般的に歯肉炎から歯周炎に移行するが，歯周炎の進行と破壊の程度は，後述する細菌因子，宿主因子および環境因子等のリスクファクターのバランスによって決定される（p.110参照）．

組織像としては，炎症反応の亢進に伴う歯肉固有層の炎症性細胞浸潤の拡大，それに伴う結合組織性付着の破壊，破骨細胞活性化による骨吸収像が認められる．

歯周炎の臨床症状として，歯肉の発赤，腫脹，**歯周（真性）ポケット**の形成，プロービング時の出血，**歯の動揺**の増加や**歯の病的移動**を認める．進行すると歯周ポケットから排膿を認める．エックス線写真上で水平性あるいは垂直性骨吸収を認める（**図5-2**）．垂直性骨吸収の形成・進行には，骨幅，プラーク以外の外傷性咬

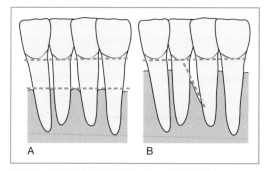

図5-2　水平性骨吸収（A）と垂直性骨吸収（B）
A：隣在歯間のセメント-エナメル境を結ぶ線と平行に進行している骨吸収．
B：隣在歯間のセメント-エナメル境を結ぶ線と斜めに進行している骨吸収．

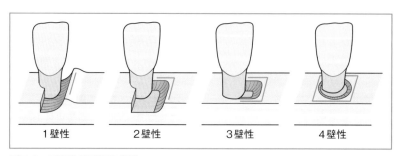

図5-3　垂直性骨吸収の分類
垂直性骨吸収は歯根周囲に残存している骨の壁数によって1壁性から4壁性に分類される．

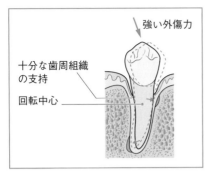

図5-4 一次性咬合性外傷[12]

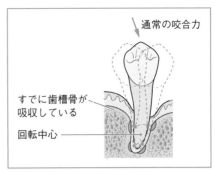

図5-5 二次性咬合性外傷[12]

表5-2 咬合性外傷に伴う症状

1）歯周組織や粘膜にみられる症状
　①歯の動揺
　②歯の病的移動，挺出
　③深い骨縁下ポケットの形成
　④打診痛や咀嚼痛
　⑤歯周膿瘍の形成
　⑥頬，唇，舌の歯列圧痕
2）歯や歯髄にみられる症状
　①高度の咬耗，局所的な異常咬耗
　②歯髄の変性，象牙質知覚過敏症の発
　　生
　③逆行性歯髄炎（高度歯周炎と合併）
3）エックス線写真にみられる特徴
　①垂直性骨吸収
　②歯根膜腔の拡大
　③歯槽硬線の消失
　④根分岐部病変
　⑤歯根の吸収

合や食片圧入等の因子が関与する（**図5-3**）．適切な歯周治療が行われないまま放置すると歯の脱落に至る．

　歯周炎が重度に進行した症例では，歯槽骨の吸収に伴い歯の傾斜，動揺，移動，喪失をきたし，咀嚼，嚥下，構音等の口腔機能を障害する．重度歯周炎の治療には，失われた機能を回復するために矯正治療，補綴治療を含む口腔機能回復治療が必要となる（p.131参照）．

1）慢性歯周炎

　歯周炎の大多数は慢性歯周炎であり，一般的に35歳以降に発症する．プラークが主原因である．破壊の範囲によって限局型（7歯以下あるいは全部位の30％未満が罹患）と広汎型（8歯以上あるいは全部位の30％以上が罹患）に分けられる．

2）侵襲性歯周炎

　全身的に健康であるが急速な歯周組織破壊（歯槽骨吸収，付着喪失）がみられ，破壊量と比較してプラークおよび歯石沈着量が少ない．垂直性骨吸収がみられ，家族内集積が認められる．その破壊の範囲によって限局型と広汎型に分けられる．患者は10～30歳代が多い．

3）遺伝疾患に伴う歯周炎

　遺伝子疾患であるDown（ダウン）症候群やPapillon-Lefèvre（パピヨン・ルフェーブル）症候群等では，重篤な歯周組織破壊を伴う．

3. 咬合性外傷

1）一次性咬合性外傷

　健全な（支持力の十分ある）歯周組織に，その許容範囲を超えた強い外傷力が作用して生じる．歯の動揺，エックス線写真上で歯根膜腔の拡大，歯槽硬線の消失がみられる（**図5-4**）．

2）二次性咬合性外傷

　歯周炎の進行によって支持組織量が減少した歯周組織に，その許容範囲を超えた強い外傷力や通常の咬合力が作用して生じる．歯の動揺，エックス線写真上で歯根膜腔の拡大，歯槽硬線の消失，垂直性骨吸収がみられる（**図5-5**，**表5-2**）．

4. 壊死性歯周疾患

　原因として，プラーク，ストレスや過労等があり，歯肉に壊死と潰瘍がみられ，自発痛，摂食痛があり，摂食障害をきたす．
①**壊死性潰瘍性歯肉炎**：炎症の範囲が歯肉に限局している．

②**壊死性潰瘍性歯周炎**：炎症の範囲が歯周組織全体に波及している.

5. 歯周組織の膿瘍
歯周組織に発現した化膿性疾患である.
①**歯肉膿瘍**：歯肉に限局している.
②**歯周膿瘍**：歯周ポケットのある部位と関連する.

6. 歯周-歯内病変
歯周病変が歯内病変を惹起する場合, あるいは歯内病変が歯周病変を惹起する場合がある.

7. 歯肉退縮
付着喪失および歯槽骨の破壊によって辺縁歯肉が根尖側に移動した状態である(p.109参照).

Ⅱ 歯周病の病態

1. 発赤
①正常あるいは健康な歯肉の色は, 淡いピンク色である.
②歯肉の血管の増生や血行静止により充血やうっ血が生じ, 暗紫色, 暗赤色, 赤紫色等を呈する.
③歯肉表面は光沢を帯び, スティップリングは消失する.

2. 腫脹
①充血やうっ血により浮腫が生じる.
②歯肉は容積を増し, 形態的に肥大するので正常な形態が失われる.

3. 出血
①血管の拡張と増殖が接合上皮下の結合組織に著しくなる.
②血管壁の透過性が高まり, ブラッシング時やプロービング時に出血がみられる.
③進行すると自然出血することもある.

4. 排膿
①炎症層の死滅した白血球や組織の壊死, 融解物質を体外に排泄することを排膿という.

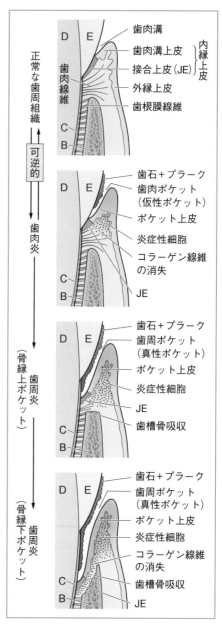

図5-6 正常な歯周組織から歯肉炎と歯周炎への進行（歯肉ポケットと歯周ポケットの形成）
B：歯槽骨, D：象牙質, C：セメント質, E：エナメル質

②排膿がみられるときは, 炎症が激しくなっている徴候で, ポケット内から自然に排膿する場合と, 歯肉を指でしごくと排膿する場合がある.

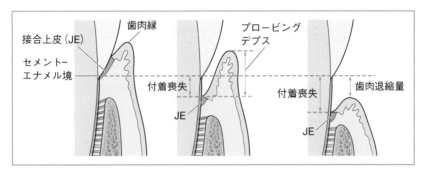

図5-7 歯肉退縮
歯肉退縮は，付着喪失と歯槽骨の吸収によって生じる．歯肉退縮量はセメント-エナメル境から歯肉縁までを測定する．

5. ポケット形成

1) 歯肉 (仮性) ポケット

①歯肉が炎症により腫脹することで歯肉溝が深くなったもの．

②炎症は歯肉にのみ限局しており，付着喪失や歯槽骨吸収はない．

③適切な処置で正常な歯周組織に戻る(**図5-6**)．

2) 歯周 (真性) ポケット

付着喪失や**歯槽骨吸収**を伴う．すなわち，CEJ付近にあった付着レベルが根尖方向に移動して生じたポケット．

歯周ポケットは，ポケット底部と歯槽骨頂縁の関係から以下のように分けられる．

①**骨縁上ポケット**：歯周ポケット底が歯槽骨頂縁より歯冠側にある．

②**骨縁下ポケット**：歯周ポケット底が歯槽骨頂縁より根尖側にある(**図5-6**)．

6. 歯の病的動揺

①歯の生理的動揺は歯種によって異なるが，約0.2mmである．

②この範囲を超える動揺を病的動揺という．

7. 歯肉退縮

歯肉縁が歯頸部から根尖側に移動し，歯根表面が口腔内に露出すること(**図5-7**，**表5-3**)．

表5-3 歯肉退縮の分類と原因

分類	原因
生理的退縮	加齢
病的退縮	歯肉の炎症-付着喪失 不正なブラッシング 不良な歯ブラシ 歯列不正-歯の位置異常 充塡物・補綴装置の不適合辺縁 歯槽骨や歯肉の厚み 小帯・筋の付着位置

歯周病の発現とリスクファクター

リスクファクター(**危険因子**)とは，この因子が存在することで疾患の発症する可能性が高まり，この因子を排除すれば発症の確立は減少する因子である．歯周病のリスクファクターは，細菌因子，宿主因子，環境因子の3つに分類される(**図5-8**)．歯周病は，細菌感染症であるが，生活習慣病としての特徴ももつ．すなわち歯周病は，歯周組織に対する細菌感染(細菌因子)と，それに対する生体の防御反応である炎症や免疫反応(宿主因子)により疾患が成立し，環境因子(喫煙やストレス等)が加わることで病態が複雑化する多因子性疾患であり，その病態は多様性を有する．

Ⅰ 細菌因子(初発因子，病因因子)

細菌因子は，プラーク(歯垢，バイオフィルム)中の細菌，細菌の内毒素および細菌代謝産物等である．

1．プラーク(**表5-4**)
1) 歯肉縁上プラークと歯肉縁下プラーク
歯肉辺縁の位置を基準として歯冠側に付着している歯肉縁上プラーク(主に好気性菌)と根尖側に位置している歯肉縁下プラーク(主に嫌気性菌)に分けられる(**図5-9**)．

2) プラークの組成
プラークの有機成分の70％は細菌であり，25％がムタンやグルカン等の細菌間基質，5％が脱落上皮や血球成分である．

3) プラークの形成
①歯の表面を研磨剤で清掃すると数時間後に唾液糖タンパクからなる**ペリクル**が形成される．
②その後，2〜3日の間に，ペリクル上にグラム陽性球菌等で構成される初期付着細菌群が沈着する．
③ついで，線状菌，糸状菌，紡錘菌等の後期付着細菌群が種々の特異的あるいは非特異的な結合を介して初期付着細菌群の上に沈着する．

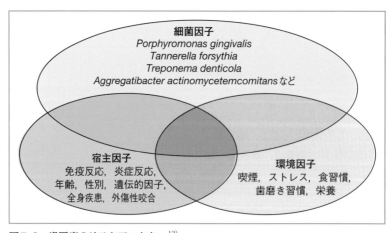

図5-8 歯周病のリスクファクター[12]
歯周病のリスクファクターは細菌因子，宿主因子，環境因子の3つに分類される．

表5-4　歯面の沈着物[12]

種類	細菌の有無	うがいで の除去	歯ブラシ での除去	特徴
ペリクル	なし	×	×	・厚さ0.05〜0.8μm ・唾液の糖タンパク由来 ・研磨剤を用いた長時間の研磨によって除去可能
色素沈着	なし	×	×	・ペリクルに沈着した飲食物や嗜好品の色素 ・研磨剤を用いた長時間の研磨によって除去可能
食物残渣	なし	○	○	・食後の口腔内に一時的に残った食物由来の物質
マテリアアルバ	あり	○	○	・剥離した上皮，白血球，細菌，唾液等を含む
プラーク	あり	×	○	・ペリクルに付着して，凝集，増殖した細菌とその産物
歯　石	（歯石中に 生菌は）なし	×	×	・プラークが石灰化したものであり，細菌由来の菌体物質を含む

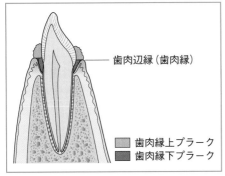

図5-9　歯肉縁上と歯肉縁下のプラーク[12]
歯肉辺縁より歯冠側あるいは根尖側に位置するかで区別される．

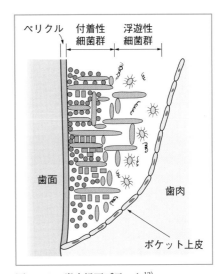

図5-10　歯肉縁下プラーク[12]
歯面に付着したペリクルの表面には，初期付着細菌群，そして後期付着細菌群が付着し，その上に浮遊性細菌がポケット上皮との隙間を浮遊している．

④歯面あるいは細菌に付着している細菌群を**付着性細菌群**とよぶ．一方，グラム陰性の運動性桿菌やスピロヘータ等の細菌は，歯面との付着あるいは細菌間の付着が弱く，歯周ポケット内に浮遊していることから**浮遊性細菌群**とよばれる（**図5-10**）．

2. 歯周病原細菌

　歯周病原細菌として重要なものは，*P. gingivalis*, *A. actinomycetemcomitans*, *T. forsythia*, *F. nucleatum*, *E. corrodens*, *T. denticola*等である．特に*P. gingivalis*, *T. forsythia*, *T. denticola*は，内毒素，タンパク質分解酵素等の病原性因子を有し，歯周炎の発症と進行に密接に関連する細菌群として**レッドコンプレックス**といわれる（**図5-11**）．歯周病は，単独の病原細菌による単独感染症ではなく，その発症には病原細菌あるいは病原菌株の占める割合の増加等，プラーク全体の病原性の増大が大きな役割を果たしていることが重要である．

3. 歯周病原細菌の病原因了

　線毛，赤血球凝集素，内毒素（LPS），プロテアーゼ，ロイコトキシン等．

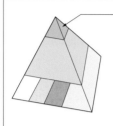

Red complex
Porphyromonas gingivalis
Tannerella forsythia
Treponema denticola

Orange complex
Prevotella intermedia
Prevotella nigrescens
Campylobacter rectus
Fusobacterium nucleatum
Eubacterium nodatum
Peptostreptococcus micros

Actinomyces 属

Purple complex
Veillonella prrvula
Actinomyces odontolyticus

Green complex
Capnocytophaga species
Aggregatibacter actinomycetemcomitans serotype a
Eikenella corrodens

Yellow complex
Streptococcus 属

図5-11 レッドコンプレックス[13]

Ⅱ 宿主因子

宿主因子は，局所因子と全身性修飾因子に分類される．

1．局所因子
1) 炎症性修飾因子（プラークリテンションファクター）
歯石，食片圧入，口呼吸，歯列不正，不適合修復物・補綴装置，歯の解剖学的因子（エナメル突起，根面溝，口蓋裂溝），小帯異常，口腔前庭異常等．

2) 外傷性修飾因子
外傷性咬合，ブラキシズム（クレンチング，グラインディング，タッピング），舌や口唇の悪習癖，職業的習慣等．

2．全身性修飾因子
①年齢（加齢）
②人種
③性別
④体質（遺伝因子）：サイトカイン遺伝子多型，レセプター遺伝子多型，酵素遺伝子多型，マ

イクロサテライトマーカー．
⑤全身疾患：糖尿病，肥満，骨粗鬆症，遺伝病〔低ホスファターゼ症，Papillon-Lefèvre（パピヨン・ルフェーブル）症候群等〕，免疫異常疾患〔好中球減少症，HIV，白血球接着異常症，Chédiak-Higashi（チェディアック・ヒガシ）症候群等〕．

Ⅲ 環境因子（後天的リスクファクター）

歯周病の発症と進行には，後天的な修飾因子である以下の因子が関与している．

1．喫煙
喫煙は，歯周病の発症と進行に最も大きな影響を及ぼす．喫煙によって微小血管が収縮し血行障害を起こすことから，歯周組織はプラーク等の病原因子の影響を受けやすくなる．また，喫煙によって好中球の走化性や貪食能が低下する．さらに，喫煙者は非喫煙者に比べ歯周外科治療後の治癒能力が劣る．

2．ストレス
一般的にストレスが免疫機能を低下させることから，歯周病に対する反応性や予後は，ストレスがない人に比べ劣る．

3．栄養障害
ビタミン摂取不足（ビタミンCやD）等の栄養障害により，歯周病の発症と進行に関与する．現代社会においては，栄養障害の頻度は高くないが，近年，要介護高齢者には栄養障害がみられる．

4．薬物
抗てんかん薬，降圧薬，免疫抑制薬等によって歯肉増殖が誘発されることがある．また，常用している薬剤の副作用で唾液分泌量が減少し口腔乾燥症となることがある．口腔の自浄作用の低下は，歯周病進行の増悪因子として働く．

5．社会経済的環境
社会経済的環境は，患者の歯ブラシ習慣等の

口腔衛生状態や受療行動の頻度等と関連し，歯周病の発症と進行に影響する．

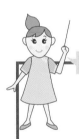

国試に出題されています！

問 慢性歯周炎患者の口腔内写真を示す．リスクファクターとして考えられるのはどれか．2つ選べ．（第30回/2021年）

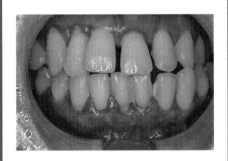

a. 歯石
b. プラーク
c. 歯肉の腫脹
d. 付着歯肉幅の狭小

答 b, c

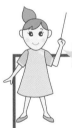

国試に出題されています！

問 68歳の男性．下顎前歯部の歯肉の腫脹を主訴として来院した．線維性の歯肉腫脹が認められた．3年前から内科医の処方薬を服用しており，その頃から歯肉の腫脹が気になったという．考えられる処方薬はどれか．2つ選べ．（第30回/2021年）

a. 抗てんかん薬
b. インスリン製剤
c. カルシウム拮抗薬
d. コレステロール合成阻害剤

答 a, c

歯周病と全身との関連

歯周病が全身に及ぼす影響について研究する学問を**ペリオドンタルメディシン（歯周医学）**という．歯周病原細菌や炎症性サイトカインなどが唾液や血液に入り込み，口腔から離れた遠隔臓器に移行し，さまざまな全身疾患の進行，増悪，発症等と深く関連している（**図5-12**，**表5-5**）．

さらに，歯周治療によって歯周病原細菌を減少させ，炎症を抑制することで，これらと関連する全身疾患の病態が改善することから，そのメカニズムが明らかになってきた．歯周病の予防や治療は，各種全身疾患の重症化予防や健康増進に寄与すると考えられている．

Ⅰ　糖尿病

歯周病は糖尿病の6番目の合併症である．一般的に糖尿病患者は，健常者と比較すると歯周病の有病率が高く，より重症化していることが多い．また，歯周病が糖尿病の血糖コントロールに影響することから，糖尿病と歯周病との間には双方向性があると考えられている．

高血糖状態が続くと感染防御機構が低下し，歯周病等の感染症に罹患しやすくなる．また，

破壊された組織の修復能も低下するので歯周病の進行が促進される．歯周病変部で産生される炎症性サイトカインが血液に入りインスリンの働きを阻害して，**インスリン抵抗性**という状態になり，血糖値が上昇する．感染症である歯周病を放置すると体は常にインスリン抵抗性の状態となっているので，糖尿病を悪化させる．ま

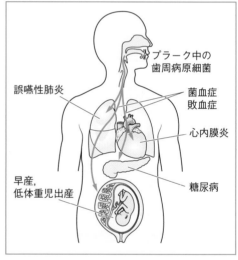

図5-12　全身疾患を惹起するプラーク中の歯周病原細菌[12]

表5-5　歯周病と全身疾患との関連[12]

	疾患
【歯周病と相互関係があると考えられる全身疾患】 　歯周病のリスクファクターになりうる全身疾患 　歯周病がリスクファクターとなりうる全身疾患	糖尿病，骨粗鬆症等 心臓血管障害（冠状動脈疾患，心内膜炎），糖尿病，誤嚥性肺炎，低体重児出産，早産等
全身疾患の症状が歯肉や口腔に現れることがある	白血病，後天性免疫不全症候群，皮膚疾患等
全身疾患治療薬（抗てんかん薬，降圧薬，免疫抑制薬等）の副作用として現れることがある	歯肉増殖症
精神的な理由から症状が発現することがある	自臭症，ブラキシズム，顎関節症，壊死性潰瘍性歯肉炎・歯周炎（NUG・NUP）等

た，血液中の糖分が歯肉溝滲出液に滲出し，ある種の歯周病原細菌が糖分を栄養源として増殖し，歯周組織の炎症をさらに悪化させる．歯周病も糖尿病も適切な治療がなされなければ，負の連鎖に陥り，さらに両者の病態は悪化する．

II 誤嚥性肺炎

食物，水分，口腔咽頭分泌物，逆流した胃液等を誤嚥することによって起こる肺炎を誤嚥性肺炎という．胃内容物を嘔吐に伴い誤って肺に嚥下して生じる化学的肺炎と，口腔内細菌を不顕性に誤嚥して生じる細菌性肺炎とに分けられる．誤嚥性肺炎と口腔衛生状態とは関連性があり，口腔衛生管理が誤嚥性肺炎の予防に重要となる．

III 血管障害

歯周病とアテローム性動脈硬化症等の動脈疾患との関連が注目されている．歯周病が進行すると血管内皮細胞を障害し，動脈疾患の発症リスクを高める．

IV 早産・低体重児出産

歯周病に罹患した妊婦では，歯周病変部で産生された炎症性サイトカイン等が血行を介して胎盤や子宮に作用し，早産や低体重児出産のリスクを高める．

V 骨粗鬆症

骨粗鬆症を有する歯周炎患者は，骨粗鬆症のない歯周炎患者と比較して歯周病の病態が悪化していることから，骨粗鬆症は歯周病のリスクファクターとなりうる．

VI 肥満

脂肪組織から分泌されるアディポサイトカインという炎症性物質が歯周組織の炎症を亢進する．歯周病変部で産生された炎症性サイトカイ

ンがインスリンの分泌を阻害することで肥満を引き起こす．

VII 関節リウマチ

一般的に，関節リウマチ患者は，健常者と比べると歯周病になりやすく，重症化しやすい．歯周病原細菌の *Porphyromonas gingivalis* が有する酵素が関節リウマチの発症，促進因子となりうる．

V 編　歯周治療

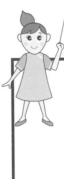

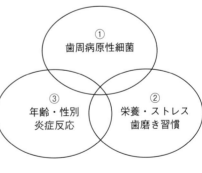

国試に出題されています！

問　歯周病のリスクファクターを図に示す．③に分類されるのはどれか．1つ選べ．(第31回/2022年)

① 歯周病原性細菌

③ 年齢・性別 炎症反応

② 栄養・ストレス 歯磨き習慣

a. 学歴
b. 喫煙
c. 食習慣
d. 糖尿病

答　d

歯周病の疫学に用いる指数とその解釈

　疫学とは，人間集団を対象として，健康やその異常の原因について宿主・病因・環境の各面から調査し，その結果を解析して健康の増進と疾病の予防をはかる学問である．疫学研究の調査の目的に応じてさまざまな統一した基準や指標を用いる．これらの基準や指標を疫学指数という．

Ⅰ　プラークや歯石等の病原因子の付着状況を評価するための指数

1. 口腔衛生指数(OHI)と簡易型口腔衛生指数(OHI-S)

1) OHI (Oral Hygiene Index)

　DI(debris index)とCI(calculus index)からなり，両者を合計して算出する(**図5-13**)．CIは歯肉縁上歯石についてはDIと同じ基準で判定するが，歯肉縁下歯石がある場合は，点状付着を2，帯状付着を3と評価する．

2) OHI-S(Simplified Oral Hygiene Index)

　6被検歯面($\frac{6}{6}\bigg|\frac{1}{1}\bigg|\frac{6}{6}$)に対して，OHI-S＝DI-S＋CI-Sで求める．

　OHIおよびOHI-Sはプラークや歯石付着の広がりを指標とする大まかな評価法であり，大規模の集団を短時間でスクリーニングするのに適しており，OHI-Sを使うことが多い．

2. プラーク指数(PlI)

　PlI(Plaque Index)は，各被検歯を4歯面に分けて被検スコアをつけ，4歯面の平均値を各歯のPlI，全被検歯の平均を各個人のPlIとする(**図5-14**)．

[PlIの特徴]

①プラークの広がりではなく，量を判定すること．

②プラークの染色は行わずに判定すること．

③1口腔全体あるいは特定の代表歯 $\frac{6\ \ 2}{4}\bigg|\frac{4}{2\ \ 6}$ のいずれかを検査する(原法)．近年では，$\frac{6}{4\ 1}\bigg|\frac{1\ 4}{6}$ を用いる．

3. プラークコントロールレコード(PCR)

　歯面を両隣接面，唇(頰)側および舌(口蓋)側の4面に分けて，歯頸部付近のプラーク付着の有無を調べる(**図5-15**)．PCR(Plaque Control Record)は1口腔単位で算出され，被検歯

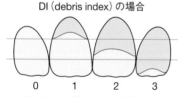

DI(debris index)の場合

0　1　2　3

歯面を1/3ずつ3つに区分して，0〜3の評点を与える．
0：プラークが付着しない
1：歯面1/3以下に付着
2：歯面1/3〜2/3にも付着
3：歯面2/3以上に付着

① OHIは，debris index(DI)とcalculus index(CI)の合計である．OHI＝DI＋CI
② 現在はOHI-Sが主に使われる．検査歯面は以下のとおりである．

$\frac{6}{6}\bigg|\frac{1}{1}\bigg|\frac{6}{6}$ の唇面 ($\overline{6|6}$は舌面)

③ CI-Sの基準はDI-Sに準ずる．ただし，歯肉縁下歯石が存在する場合は，
2：歯肉縁下歯石が点状に存在
3：歯肉縁下歯石が帯状に存在
という基準が加わる．

図5-13　OHIとOHI-S[13]

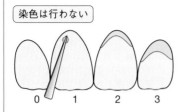

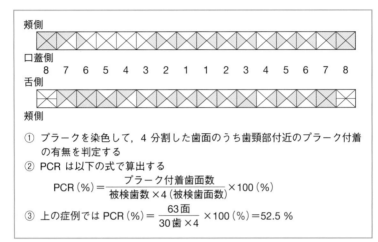

図5-14　PlI[13]

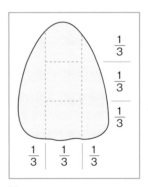

頬側

口蓋側
8　7　6　5　4　3　2　1　1　2　3　4　5　6　7　8
舌側

頬側

① プラークを染色して，4分割した歯面のうち歯頸部付近のプラーク付着の有無を判定する
② PCR は以下の式で算出する

$$PCR（\%）＝\frac{プラーク付着歯面数}{被検歯数 \times 4（被検歯面数）}\times 100（\%）$$

③ 上の症例では $PCR（\%）＝\dfrac{63面}{30歯 \times 4}\times 100（\%）＝52.5\%$

図5-15　PCR（O'Leary らのプラークコントロールレコード）[13]

面に対するプラーク付着歯面の割合（%）を求める．検出にはエキスプローラー（探針）あるいは歯垢染色剤を用いる．

4. 口腔清掃実行度（PHP）

　PHP（Patient Hygiene Performance）は，ブラッシングの清掃効果を評価する指数である．通常，歯垢染色剤を用いて判定する．歯面を近遠心的に3等分し，さらに中央部を歯肉側，中央，切端（または咬合面）側に3等分し，計5部位を区分する．染色されたプラークが存在する区分数を点数化する（**図5-16**）．

　対象歯は $\dfrac{6|1|6}{6|1|6}$ とし，被検歯面は $\dfrac{6|1}{}|6$ $\overline{6|6}$ の唇（頬）側面および $\overline{6|6}$ の舌側面である．第一大臼歯が評価できない（欠損，全部鋳造冠の装着，著しい歯冠崩壊等）場合は，順次，第二，第三大臼歯を評価する．前歯部では，反対側の同名歯を用いる．前歯，大臼歯のいずれも存在しない場合は「M」と記入する．

図5-16　PHP

　評価方法は次のように算出する．

$$PHP＝\frac{各歯面の合計点数}{被検総歯面数}（最大5，最小0）$$

Ⅱ　歯周組織に生じた炎症の程度や広がり等を評価するための指数

1. PMA 指数（PMA Index）

　歯肉を乳頭（P），辺縁歯肉（M），付着歯肉

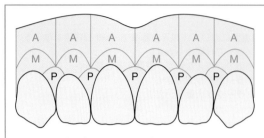

① 歯肉の炎症の広がりのみで判断する
② 炎症の有無で判定し，肉眼でみたとき，炎症があれば1点，なければ0点
③ 個人の評価は被検部位の合計点で表す
④ 主に前歯部唇側のみの判定に用いられる（最大点数は上顎・下顎を合わせて34になる）

P：乳頭歯肉（papilla gingiva）
M：辺縁歯肉（marginal gingiva）
A：付着歯肉（attached gingiva）
各部位ごとに炎症があれば1点とする

図5-17　PMA Index[13]

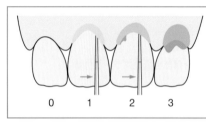

0：炎症は認められない
1：軽度の炎症．わずかな色調の変化．プロービング後の出血はみられない
2：中等度の炎症．プロービング後に出血がみられる
3：重度の炎症．著しい浮腫・潰瘍．自然出血傾向

図5-18　歯肉炎指数（GI，Löeの変法，1967）

（A）の3つに分け，肉眼で炎症が認められればそれぞれの部位に1，なければ0と記録し，その合計で歯肉の炎症の広がりを表す（**図5-17**）．

臼歯部歯肉を判定しにくいことから現在はほとんど使われていない．

2．歯肉炎指数（GI）

GI（Gingival Index）は，1歯の歯面を4つに分けて判定し，その平均値を1歯のGI，さらに口腔全体の被検歯の平均値を個人のGIとする（**図5-18**）．測定歯はPIIと同じである．

GIの特徴は，視診とプロービングによる触診を併用することで，炎症の程度をより微細に評価することができる．

3．歯肉出血指数（GBI）

GBI（Gingival Bleeding Index）は，歯周ポケット内部，特にポケット底部の炎症の有無を判定する指数である．被検歯面の歯肉溝あるいはポケットにプロービングを行い，10秒以内に出血がある場合を＋と判定する．GBIは，出血した歯面数が全被検歯面数に占める割合（%）

で算出する．

Ⅲ　歯周病の罹患程度を表すための総合指数

1．歯周組織指数（PI）

PI（Periodontal Index）は，歯肉炎から歯周炎までの広い範囲を総合的に評価する指数である．歯肉の炎症（有無と程度），歯周ポケット形成の有無および咀嚼機能（歯の動揺）を用いて判定する（**表5-6**）．個人のPIは，各歯の合計点を残存歯数で割って求める．

PIの特徴は，スコアが非直線的であること，エックス線写真による骨吸収所見を評価に含むことである．

2．歯周疾患指数（PDI）

PDI（Periodontal Disease Index）は，PIと同様に歯肉炎から歯周炎までを総合的に評価する指数である（**表5-7**）．

PDIの特徴は，1口腔の代表歯であるで判定する．個人の指数は平均値で表すが，6歯に欠損があった場合は，残りの

表5-6　歯周組織指数 (PI) の評価基準[13]

スコア	エックス線写真を用いないフィールドスタディでの評価	エックス線写真を併用して評価を行う場合
0	正常，変化なし．歯周組織に明らかな炎症や破壊による機能障害を認めない．	エックス線写真で骨吸収を認めない．
1	軽度歯肉炎．遊離歯肉に炎症を認めるが，歯の全周には及ばない．	
2	歯肉炎．炎症は歯の全周に及ぶが，上皮付着の破壊はみられない（仮性ポケット）．	
4	（用いない）	エックス線写真で切痕状にみえる初期の骨吸収を認める．
6	歯周ポケットの形成を伴う歯周炎．上皮付着の破壊を伴うが，歯の動揺もなく，咀嚼機能障害はみられない．	歯根長の1/2以内の水平性骨吸収がみられる．
8	咀嚼機能障害を伴う高度の歯周組織破壊．歯の動揺があり，打診により歯槽内に圧入がみられる．	歯根長の1/2以上の骨吸収がみられる．あるいは歯根膜腔の明らかな拡大がある．骨縁下ポケットの形成や歯根吸収，根尖部透過像がみられる．

表5-7　歯周疾患指数 (PDI) の評価基準[13]

0：正常（炎症なし）
1：軽度から中程度の炎症（歯の周囲全体に及ばない）
2：軽度から中程度の炎症（歯の周囲全体に及ぶ）
3：高度歯肉炎（著しい発赤と出血傾向および潰瘍形成を伴う）
4：上皮付着がセメント-エナメル境を越えて根尖側移動（3mm以内）を伴う歯周ポケット
5：上皮付着がセメント-エナメル境より3mm以上，6mm以内の根尖側移動した歯周ポケット
6：上皮付着がセメント-エナメル境より6mm越えて根尖側に移動した歯周ポケット

表5-8　歯肉出血のスコア[13]

スコア	基準
0	健全
1	プロービングによる歯肉出血

＊除外歯および歯がない場合は，両者とも以下のスコアを記入する．
9＝除外歯，X＝歯の存在なし

表5-9　ポケットのスコア[13]

スコア	基準
0	健全
1	ポケットの深さ4～5mm
2	ポケットの深さ6mm以上

代表歯のみで算出する．

3. 地域歯周疾患指数 (CPI) およびCPITN

　CPITN (Community Periodontal Index of Treatment Needs) やCPI (Community Periodontal Index)は，大規模な集団における歯周治療の必要度を知るための指標である．簡便性，再現性，分析性に優れている．
　CPITNは，歯肉炎から歯周炎を含む歯周病の罹患状態を表す5段階のコードとそれに対応した治療必要度 (TN) から構成される．

　全歯列を6分割（セクスタント）し，すべての歯で行うか代表歯 $\left(\frac{7\,6\,1}{7\,6}\,\bigg|\,\frac{6\,7}{1\,6\,7}\right)$ について行う．セクスタントにおける評価に際しては，最も重症度の高いコードで示す．測定にはWHOプローブを用いる．
　その後，治療必要度 (TN) は測れないことからTNは用いずに歯周組織の状態を表すCPIとなった．さらに，現在歯すべてをプロービングし，それぞれの歯について歯肉出血スコアと歯周ポケットスコアを記録することに変更された（**表5-8，9**）．

Ⅰ　歯周基本治療とは

　歯周基本治療は，歯周外科治療および咬合治療，修復・補綴治療などの口腔機能回復治療（オーラルリハビリテーション，p.131参照）の前に行う病因因子の除去と症状の改善を目的とした基本治療である．イニシャルプレパレーション，歯周初期治療ともいう．

　留意事項は以下のとおりである．

①歯周病の病型や重篤度にかかわらず，すべての患者に行うことを原則とする．

②歯周基本治療を成功させるためには，患者に**動機づけ（モチベーション）**を行い，歯周病の最も大きな原因であるプラークを的確に除去できる口腔清掃法を指導することが重要である．

③歯科医師や歯科衛生士の役割は，歯周基本治療を行うことで，患者が**プラークコントロール**をしやすい歯周環境をつくる手助けをすることである．あわせて患者自身ではコントロールすることが難しい外傷性因子の除去や是正を行う．

④全身性因子が関与しているときは，歯科医師や歯科衛生士の力では困難なことが多いので，全身疾患に応じて適切な医師あるいは医療機関を紹介し，治療を勧めなければならない．

⑤歯周基本治療を適切に行えば，軽度から中等度の症例では，病変はかなり改善するが，重症になるほど次のステップの治療が必要になることが多い．

⑥歯周基本治療の効果を再評価によって判定する．

Ⅱ　歯周基本治療の内容

1．患者教育

　歯周治療を行う前に，患者に検査，治療法，治癒の見込み等を十分説明し，同意を得ておく**（インフォームド・コンセント）**必要がある．歯周病の原因，歯周治療の必要性，管理方法等について説明し，動機づけを行う．患者の理解，協力なくして歯周治療の成功はありえないことを患者に教育する．

2．口腔清掃指導

　プラークは歯肉炎や歯周炎の主因子であるので，適切な口腔清掃法によって除去することが歯周治療を成功させるために必要である．歯肉縁上プラークコントロールは，患者の責任で行うべきであるので，その適切な方法を歯科衛生士が責任を持って患者に指導すべきである．そのため動機づけを行うことが第一歩となるが，歯周病の原因，治療方法，管理方法等の専門的知識がなくてはならない（**表5-10**）．また，効果的なブラッシング，歯間ブラシ，デンタルフ

表5-10　プラークコントロールの分類

	実施者	実施場所	対象プラーク	手段	
				機械的	化学的
プロフェッショナルケア	専門家（歯科医師/歯科衛生士）	歯科医院	歯肉縁下プラーク	スケーリング，ルートプレーニング，歯周外科治療	殺菌薬抗菌薬
セルフケア	患者	家庭	歯肉縁上プラーク	歯ブラシ，デンタルフロス，歯間ブラシ，トゥースピック	歯磨剤洗口剤

ロスの使用法に関する知識やテクニックも身につけておかなければならない（ブラッシング等の具体的な指導法については，『ポイントチェック⑤参照』）．

3．スケーリング，ルートプレーニング

　歯肉縁下プラークコントロールは，歯科医師および歯科衛生士の責任で行うべきである．歯肉に炎症がみられ，ポケットが形成されていると，歯ブラシの毛先やデンタルフロスはポケット底部まで到達しにくいので，歯肉縁下プラークコントロールは不十分となる．プラークコントロールが適切に行われないと，プラークが石灰化しブラッシングでは除去不可能となる．歯肉の炎症が持続し病変が進行すると，付着喪失が起こり歯根面が口腔内に露出し，病的歯根面となる．スケーリング，ルートプレーニングで炎症性因子であるプラークや歯石を除去し，清潔で滑沢な面にし，プラークコントロールのしやすい環境にする（詳細は『ポイントチェック⑤』参照）．

4．不良修復物・補綴装置の修正

　辺縁の適合度，歯冠形態，接触点が不良であると，プラークが停滞しやすく，プラークコントロールがしにくい歯周環境となるので修正する必要がある．過高な場合や，設計不良の場合は，咬合性外傷の一因となる．

5．咬合異常（不正咬合）修正

　歯列不正や上下顎前突，過蓋咬合等の咬合異常は，プラークの停滞，食片圧入，口呼吸，咬合性外傷の原因となる．早期接触，咬合干渉も咬合性外傷を引き起こすので，咬合調整や歯冠形態修正を行う．しかし，その程度が大きい場合は，修復・補綴治療や矯正治療によって修正する必要がある（p.131参照）．

6．う蝕

　歯頸部や隣接面う蝕は，プラークの停滞，食片圧入の原因となる．さらに疼痛のあるときはプラークコントロールも不良となるので処置しなければならない．咬合面の大きなう蝕は，咬

合関係の異常を起こし，咬合性外傷の原因となるので，暫間充塡，修復処置が必要である．

7．歯内治療

　歯周病と歯髄疾患が相互に関与し，複雑な病変を起こすことがある．歯髄疾患が歯周組織に影響している場合は，歯内治療を主体とした治療を，歯周病変が歯髄組織に影響している場合は歯内治療と歯周治療を併用する．

8．暫間固定

　動揺が著しい歯は咬合性外傷に罹患していることが多く，咀嚼機能が低下したり，プラークコントロールが不良になる．また，スケーリング，ルートプレーニング，歯周外科治療を円滑に行ううえでの妨げとなる．金属線とレジン，レジン冠，接着性レジン，床タイプ等の固定装置で動揺歯を連結固定し，歯の動揺の軽減，咬合圧の分散，歯周組織の安静をはかる．また，食片の圧入や罹患歯の病的移動や挺出を防止できる．

9．咬合調整

　早期接触，咬合干渉のある歯を部分的に選択削合し，歯周組織に加わる過度な咬合力を軽減し安静をはかり，調和のとれた咬合関係に改善することを目的とする（p.131参照）．

10．保存不可能な歯の抜去

　予後不良歯を放置しておくと，深い歯周ポケットが歯周病原細菌の貯蔵庫となり，隣在歯のみならず残存歯に悪影響を及ぼす．また，プラークコントロールの不良，咬合不全，歯周膿瘍の再発の原因となるので抜歯すべきである．

11．治療用クラウン・義歯

　歯の部分的な欠損や喪失のある場合，咬合，咀嚼，発音機能，審美性の回復のために暫間的にクラウン，ブリッジ，可撤式義歯を製作する．

12．悪習癖の処置

　弄舌癖，舌圧迫癖，ブラキシズムは，咬合性

外傷の原因となる．舌癖については，嚥下機能訓練，矯正治療や修復・補綴治療が必要である．

ブラキシズムについては，咬合調整，ナイトガード，自己暗示療法を用いる．

13. 象牙質知覚過敏症の処置

象牙質知覚過敏症があると適切なプラークコントロールの妨げとなる．薬剤（フッ化ナトリウム，フッ化ジアンミン銀等）の塗布，イオン導入法，根面被覆法，（グラスアイオノマーセメント等），レーザー照射法等により，象牙質の知覚鈍麻をはかる．

14. 食習慣の指導

プラーク形成を促進するような食品，特に糖分の多い粘着性食品の摂取を控え，清掃性が高く，停滞性の低い食品の摂取を促し，さらに健康維持のためにバランスのとれた食品を規則正しく食事で摂取するよう指導する．

15. 再評価検査

p.133を参照．

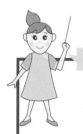

問　高値になると歯周基本治療の効果に影響を与えるのはどれか．1つ選べ．（第31回/2022年）

a. HbAlc
b. HCV抗体
c. ヘマトクリット
d. HDLコレステロール

答　a

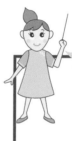

問　46歳の女性．上顎左側大臼歯部のブラッシング時の出血を主訴として来院した．慢性歯周炎と診断され，歯周基本治療を行った．初診時と歯周基本治療終了時の歯周組織検査結果の一部を図に示す．改善されたのはどれか．2つ選べ．（第31回/2022年）

		初診時			歯周基本治療終了時		
頬側	歯肉退縮量(mm)	2	3	2	4	3	2
	PPD(mm)	⑥	3	3	3	3	3
歯種			26			26	
口蓋側	PPD(mm)	⑤	3	3	3	3	3
	歯肉退縮量(mm)	2	2	3	3	2	3
動揺度(Millerの分類)			0			0	
根分岐部(Lindhe & Nymanの分類)			1			1	

○印：プロービング時の出血

a. 歯の動揺
b. 根分岐部病変
c. 歯周ポケット内面の炎症
d. ポケットプロービングデプス

答　c, d

歯周病の抗菌療法

Ⅰ　抗菌療法の基本原則

　抗菌療法とは，抗菌薬を全身的あるいは局所的に用いて疾病の治療を行うことをいう．歯周治療における抗菌療法は，系統的かつ基本的な歯周治療体系の中で，計画的に実施する（**表5-11**）．広汎型歯周炎，歯周外科手術後の感染予防，歯周膿瘍の切開後では全身投与として抗菌薬を経口投与する．一方，部分的に深い歯周ポケットが存在する場合には，局所投与として**ミノサイクリン塩酸塩**を含有した抗菌薬を直接歯周ポケット内に投与する**局所薬物配送システム**（**LDDS**：Local Drug Delivery System）を用いる．また，患者ごとに製作したリテーナーにポビドンヨード，グルコン酸クロルヘキシジンゲル等を填入し，口腔内に一定時間保持することで歯周病原細菌を除菌あるいは抑制する**歯科薬物配送システム**（**3DS**：Dental Drug Delivery System）を用いる．

Ⅱ　抗菌療法の目的

・急性炎症の軽減
・スケーリング・ルートプレーニングによる臨床的治療効果の促進
・菌血症の予防
・歯周治療後の感染防止

Ⅲ　抗菌薬の副作用

・薬物アレルギー
・他の服用薬剤との相互作用
・胃腸・腎臓・肝臓障害
・薬剤耐性
・菌交代現象等．

Ⅳ　細菌検査

　細菌検査は歯周基本治療前あるいは治療後に実施し，その検査結果に基づいて抗菌療法を行う．

①*Porphyromonas gingivalis*：テトラサイクリン系，ペニシリン系，リンコマイシン系
②*Aggregatibacter actinomycetemcomitans*：ニューキノロン系，テトラサイクリン系，リンコマイシン系
③その他：ニューマクロライド系抗菌薬であるアジスロマイシンがバイオフィルム形成抑制作用と破壊作用を有することが知られている．

　いずれの場合においても，あらかじめスケーリング・ルートプレーニング（SRP）等でバイオフィルムを破壊しておくことが不可欠である．

表5-11　抗菌療法開始の条件[13]

1. 急性期症状を呈する場合
2. 歯周基本治療によりバイオフィルムが除去されていること
3. 歯周基本治療後でも状態が改善しない場合
4. 歯周外科治療後
5. 全身疾患を有する患者に対する予防投与
6. 完全にポケットが除去できないがポケットを残したまま維持する場合

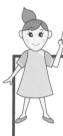

Ⅴ　歯周膿瘍および歯周治療後の感染予防

第一選択：ペニシリン系，セフェム系
第二選択：マクロライド系
第三選択：ニューキノロン系

Ⅵ　適応症例

①通常の機械的プラークコントロールでは十分な臨床的改善がみられない治療抵抗性および難治性歯周炎患者．
②広汎型重度歯周炎患者および広汎型侵襲性歯周炎患者．
③易感染性疾患，動脈硬化性疾患を有する中等度・重度歯周炎患者．
④菌血症の最もリスクが高い歯周炎患者．

Ⅶ　適応治療時期

1．歯周膿瘍の治療

局所抗菌療法や経口抗菌療法が有効である．

2．歯周基本治療

テトラサイクリン系抗菌薬やメトロニダゾール等を併用した歯周基本治療が有効であることが短期間の研究で示されている．再評価後に再度のSRPと抗菌療法を併用すると臨床的改善が得られる．

3．歯周外科治療

1）易感染性リスク患者

心臓弁膜症，人工弁置換術や人工股関節置換術の既往のある患者，糖尿病，免疫不全を有する患者には抗菌薬の術前投与を行う．

2）広汎型重度慢性歯周炎患者や広汎型侵襲性歯周炎患者

通常の治療では病変の進行を食い止めるのが難しいので治療の効果を高めるために抗菌薬の全身投与が推奨される．

3）慢性歯周炎患者

ほとんどの患者で術後感染防止のために抗菌薬を投与する．

4．サポーティブペリオドンタルセラピー（SPT）

SPT（Supportive Periodontal Therapy）においては，口腔内から細菌を除去するために，歯肉縁上・縁下の機械的プラークコントロールを行うが，その付加的治療として抗菌薬を使用する．歯周膿瘍形成がみられた場合は抗菌薬の全身投与や局所投与が推奨される（p.135参照）．

国試に出題されています！

問　55歳の男性．下顎左側臼歯部の痛と腫脹を主訴として来院した．2日前から歯肉が腫れ，痛みがあったが放置していたという．LDDSを行うことになった．初診時の口腔内写真と処置時の口腔内写真を示す．この処置で用いた薬剤はどれか．
（第28回／2019年）

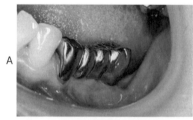

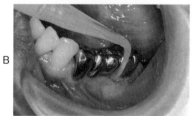

a．アモキシシリン
b．ポビドンヨード
c．ミノサイクリン塩酸塩
d．ベンゼトニウム塩化物

答　c

SECTION 7 歯周外科治療

Ⅰ 歯周外科治療の基本概念

歯周外科治療の基本概念は，①病変の除去（歯周ポケットの除去）と失われた歯周組織の修復あるいは再生，②機能的あるいは審美的に調和のとれた口腔内環境への改善，③歯周病の再発防止，である．

Ⅱ 歯周外科治療の目的

歯周外科治療の目的は，①歯周基本治療のみでは改善が困難な深い歯周ポケットや骨欠損，根分岐部病変の改善，②歯周基本治療では器具（スケーラー等）の到達が困難な部位への器具の直視直達によるSRP，③口腔清掃を困難にする歯肉，歯槽骨，小帯，口腔粘膜の形態異常の改善，④失われた歯周組織（歯肉，歯槽骨，歯根膜，セメント質）の再生，⑤歯肉退縮，歯肉増殖や肥大による審美障害の改善，⑥適切な修復・補綴治療を行うための歯周組織の形態修正，である．

Ⅲ 歯周外科治療における歯科衛生士の役割

1．主な使用器材と消毒・滅菌

歯周外科治療における円滑なアシスタントワークを行うには，それに必要な主な器材の名称を把握するとともに，感染防止のための消毒・滅菌法を理解することが重要である．

1）主な使用器材

①麻酔関連器具：注射器，注射針，麻酔薬カートリッジ

②術前検査関連器具：ピンセット，デンタルミラー，歯周プローブ，ファーケーションプローブ，クレン-カプランポケットマーカー（ポケット底を印記するための器具で，新付

着術や歯肉切除術の際に用いる）

③切開，歯肉の切除，剝離に用いる器具：替え刃メス（No. 11，12，15等），メスホルダー，歯肉メス（カークランドメス，オルバンナイフ等），粘膜剝離子，骨膜剝離子

④搔爬に用いる器具：各種スケーラー（特にキュレットタイプスケーラー），歯肉バサミ，ティッシュプライヤー（ニッパー），組織片除去用鉗子

⑤骨整形，骨切除に用いる器具：回転切削器具（ラウンドバー），骨ノミ（オーシャンビンチゼル），骨ヤスリ（シュガーマンファイル），骨ドリル（トレフィンバー）

⑥縫合に用いる器材：糸付き縫合針，持針器，歯肉ピンセット，ハサミ

⑦歯周パック（歯周包帯）：歯周包帯材，練和紙，スパチュラ

2）消毒と滅菌

①消毒：手指の消毒，機械的清掃（流水下の清掃と清拭），薬物清掃（ベンザルコニウム塩化物，逆性石けん等）

②器具の滅菌：高圧蒸気滅菌あるいはガス滅菌等によって事前に使用器具・器材の滅菌をしておく．

2．歯周外科治療時のアシスタントワークと患者への配慮

1）歯周外科治療の導入

歯周外科治療時のアシスタントワークは，歯周基本治療後の再評価によって，歯周外科治療の導入が決定したときから始まる．

①術者とのカンファレンス：患者の健康状態や心理状態を検討する，実施予定の歯周外科治療についての説明を受ける，あらかじめ歯周外科治療に必要な器材・器具についての説明を受ける．

表5-12　歯周外科治療の分類[12]

歯周外科治療	手術名
組織付着療法	歯周ポケット搔爬術，新付着術，フラップ手術〔歯肉剝離搔爬術，フラップキュレッタージ（アクセスフラップ術）〕，ウィドマン改良フラップ手術
歯周組織再生療法	骨移植術，歯周組織再生誘導（GTR）法，エナメルマトリックスタンパク質（EMD）を応用した再生療法，塩基性線維芽細胞増殖因子を応用した再生療法
切除療法	歯肉切除術，歯肉弁根尖側移動術，骨切除術，骨整形術
歯周形成手術	小帯切除術，歯肉弁側方移動術，歯肉弁歯冠側移動術，歯肉弁根尖側移動術，遊離歯肉移植術，歯肉結合組織移植術

②患者とのカンファレンス：患者の何気ない態度から，心理状態を把握する，患者の気持ちを理解し，不安感を取り除く，患者の疑問点について丁寧にわかりやすく説明する．

2）術前・術中・術後の配慮

①術前の配慮：患者をリラックスさせるよう努める，手術の目的，麻酔，術中および術後の状態について具体的な説明をする，周囲の環境に気を配る．

②術中の配慮：術者の視野の確保に気を配る，術者が円滑な手術を行えるようにする（唾液や血液の吸引，使用器具・器材の受け渡し），患者の様子を注意深く観察し，状態の変化を見逃さないようにする．

③術後の配慮：手術後に予測される疼痛や腫脹等についての対処法や注意を与える，処方された薬剤について再度説明する，手術部位の管理法，およびその他の注意事項を説明する．

Ⅳ　各種歯周外科治療

歯周外科治療は，組織付着療法，歯周組織再生療法，切除療法および歯周形成手術に大別される（**表5-12**）．

1．組織付着療法

1）歯周ポケット搔爬術

浅い骨縁上ポケットおよび浮腫性の歯肉を有する症例に適する．

①歯周ポケット上皮および上皮下直下結合組織をキュレットスケーラーで搔爬する．

②ルートプレーニングによって清潔になった歯根面へ新たな歯肉の付着をはかる．

③創面を歯周パックで覆うか縫合する．

2）新付着術

主として審美性が問題となる前歯部に用いられ，浅い骨縁上ポケットおよび浮腫性の歯肉を有する症例に適する．

①歯周ポケット上皮および上皮下直下結合組織をメスで内斜切開を加えて切除する．

②歯肉の新鮮な創面をルートプレーニングによって清潔となった歯根面に密着するように縫合し，付着をはかる．

3）フラップ手術〔歯肉剝離搔爬術，フラップキュレッタージ（アクセスフラップ術）〕

歯肉に内斜切開を入れ，歯肉を歯根面および骨面から剝離翻転し，歯根面の滑沢化，病的組織の除去を行い，歯肉の歯根面への付着をはかる方法．

①骨切除や骨整形は行わない．

②剝離した歯肉弁を元の位置に戻して縫合する．歯肉と歯根面との付着によってポケット深さの除去あるいは減少が生じる．

4）ウィドマン改良フラップ手術

フラップ手術の改良法の手術．歯周ポケット（骨縁下ポケット）や垂直性骨欠損を認める症例に適する．

2．歯周組織再生療法

1）骨移植術

自家骨移植と他家骨移植がある．人工骨として，β-三リン酸カルシウムやヒドロキシアパタイトが用いられる．

2）歯周組織再生誘導法（GTR法）

セメント質の新生，歯根膜の再生，歯槽骨の

再生をはかる目的で，吸収性あるいは非吸収性の遮断膜を歯肉弁と歯根面とのとの間に介在させ，新付着を獲得する方法である．

3) エナメルマトリックスタンパク質 (EMD)

歯周組織の再生 (セメント質の新生，歯根膜の再生，歯槽骨の再生) をはかる目的で，EMD (エムドゲイン®ゲル) を歯周外科手術の際に清潔にした歯根面に局所塗布した後，歯肉弁を元に戻して縫合する．

4) 塩基性線維芽細胞増殖因子 (bFGF，FGF-2)

歯周組織再生誘導薬として，近年日本で開発され，製造販売承認を取得した歯周組織再生剤 (リグロス®) である．フラップ手術に準じ，歯槽骨欠損部にリグロス®を塗布し縫合する．

3. 切除療法

1) 歯肉切除術

・線維性の歯肉増殖に伴う歯肉 (仮性) ポケットの除去を目的とする．
・歯肉の形態を生理的な形態にするため歯肉整形術を併せて行う．

2) 歯槽骨外科手術

臨床的歯冠長を延長させる症例，病的あるいは非生理的な歯槽骨形態の改善が必要な症例，深部う蝕の顕在化を必要とする症例に用いる．
・歯槽骨外科手術には，支持骨を削除する骨切除術と，支持骨の削除を伴わない骨整形術がある．
・術後に予測される治癒形態や歯肉の外形態を術後に管理しやすい形態にするために行う．

4. 歯周形成手術

歯周形成手術とは，歯肉歯槽粘膜部位の形態異常に対して外科的手段を用いて改善し，プラークコントロールのしやすい，あるいは審美的な口腔内環境を確立するための歯周外科手術の1つである．

1) 有茎弁歯肉移動術

供給側の歯肉弁を生体から切り離すことなく，根尖側からの血液供給を保ったまま受容側へ移動させる術式である．
①歯肉弁側方移動術

②両側歯間乳頭移動術
③歯肉弁歯冠側移動術
④歯肉弁根尖側移動術

2) 遊離歯肉移植術

供給側である無歯顎部や口蓋側から移植片を上皮と結合組織とともに切り離し，受容側に移植する方法である．

3) 上皮下結合組織移植術

移植片採取にあたっては，上皮を残し下部の結合組織のみを切り離し，受容側に移植する方法である．遊離歯肉移植術に比べ，血液供給，色調の適合に優れ，供給側の創面も縫合するので閉鎖創となり後出血も少ない．

4) その他

①小帯切除術
②口腔前庭拡張術

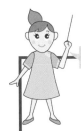

国試に出題されています！

問　46歳の男性．下顎左側臼歯部のブラッシング時の出血を主訴として来院した．歯周基本治療後に下顎左側臼歯部にGTR法を行うことになった．手術時に使用した器具を示す．この器具の使用目的はどれか．(第28回/2019年)

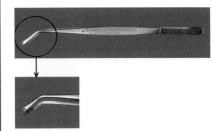

a. 歯肉弁の剥離
b. 遮蔽膜の把持
c. 不良肉芽の除去
d. ポケット底の印記

答　b

V編　歯周治療

根分岐部病変の治療

　根分岐部病変は，歯周病や歯髄疾患の病変が複根歯の根分岐部に波及したものである．一般的に，根分岐部病変の検査，診断と治療法は，他の歯周病変に比べて困難である．

Ⅰ 根分岐部病変の検査と分類

1．検査

　上下顎の大臼歯および上顎第一小臼歯等の複根歯における根分岐部の水平的な歯周組織の破壊状態を検査する．一般的な歯周プローブでは根分岐部病変の水平方向へのプロービングが困難なため，根分岐部専用のプローブ（**ファーケーションプローブ**）を用いる．

2．分類

1）Lindhe & Nymanの水平的分類（図5-19）

1度：骨の吸収が歯冠幅径の1/3以内のもの
2度：骨の吸収が歯冠幅径の1/3を越えるが，貫通しないもの
3度：プローブを水平方向に挿入すると貫通するもの

2）Glickmanの分類

1級：根分岐部に病変があるが，臨床的・エックス線的に異常を認めない．
2級：根分岐部の一部に歯槽骨の破壊と吸収が認められるが，歯周プローブを挿入しても根分岐部を貫通しない．
3級：根分岐部直下の骨が吸収し，頬舌的あるいは近遠心的に歯周プローブが貫通するが，根分岐部は歯肉で覆われている．
4級：根分岐部が口腔内に露出しており，歯周プローブが貫通する．

Ⅱ 根分岐部病変の誘因

1．エナメル突起やエナメル真珠

　エナメル突起やエナメル真珠が存在する部位は，結合組織性付着が欠損しているため，セメント質で被覆された歯根面と比べて炎症が進行してポケットが形成されやすい．

2．髄床部の副根管の存在

　髄床部の副根管（髄管）や側枝を経由して歯髄疾患に関連した根分岐部病変が生じやすい．また，根分岐部には小窩裂溝やセメント質形成不全が存在するので根分岐部周囲の歯根面は粗糙で，プラークが付着しやすい．

3．咬合力の集中

　咬合力が根分岐部に集中し，炎症と合併すると破壊が促進される．

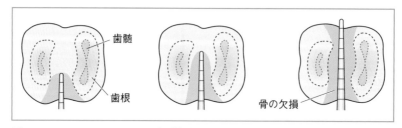

図5-19　Lyndhe & Nymanの水平的分類
1度：骨の吸収が1/3以内，2度：骨の吸収が1/3以上で反対側に貫通していない．3度：プローブが貫通する．

表5-13 根分岐部病変の処置法と適応症[12]

処置	適応症	目的と術式
ファーケーションプラスティ（根分岐部形態修正）	1度（Lindhe & Nyman の分類）の軽度の根分岐部病変	オドントプラスティ（歯の整形術）とオステオプラスティ（歯槽骨整形術）を行い，根分岐部の清掃性の改善と器具の到達性を容易にする．
トンネリング（トンネル形成）	主に下顎大臼歯で3度（Lindhe & Nyman の分類）の根分岐部病変	根分岐部を頬舌的に貫通させ，歯間ブラシの通過を可能にし，根分岐部の清掃性を改善させる．
歯根分離（ルートセパレーション）	主に下顎大臼歯で2～3度（Lindhe & Nyman の分類）の根分岐部病変	歯内治療を行った後，歯冠を近遠心的に分割し，2本の小臼歯様の単根歯として根分岐部形態を単純化し，清掃性を改善させる．
歯根分割抜去法（上顎：トライセクション，下顎：ヘミセクション）	2～3度（Lindhe & Nyman の分類）の重度の根分岐部病変であるが，歯周組織破壊が1根に限局し，他の歯根が保存可能な場合も適応となる	病変の進行した1根を歯冠とともに分割・抜去する．
歯根切断（切除）法（ルートリセクション）	複根歯の1根（または2根）のみに病変が重度に進行している症例	歯冠は切断せずに，病変の進行している歯根のみを切断，抜去する．
歯周組織再生誘導（GTR）法	1～2度（Lindhe & Nyman の分類）の根分岐部病変	根分岐部の新付着や骨の再生を目的として行う．

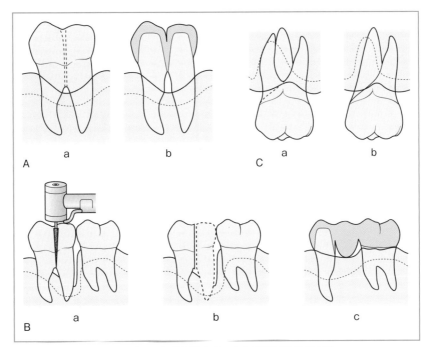

図5-20 (A)歯根分離，(B)歯根分割抜去法，(C)歯根切断（切除）[12]
A：a；下顎大臼歯の分割前，b；小臼歯化後
B：a；タービンにて分割，b；骨吸収の著しい遠心根を抜去，c；治癒後ブリッジを装着する．
C：a；骨吸収の著しい根の切除，b；切除面をスムーズに仕上げる．

Ⅴ編 歯周治療

129

Ⅲ 根分岐部病変の治療

通常はプラークコントロールやSRPをして反応をみる。十分な効果が得られない場合は、以下の病態や条件によって**表5-13**に示す他の処置を選択する（**図5-20**）。

①歯周組織破壊の程度：プロービングポケットデプス、歯槽骨の吸収形態と程度

②歯の解剖学的形態：歯冠や歯根の大きさ、長さ、形態、分岐の状態、ルートトランクの長さ等

③咬合力の強さ、方向

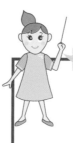
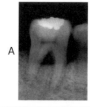
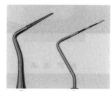
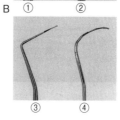

SECTION 9

口腔機能回復治療

　歯周炎が進行すると歯周組織が破壊され，歯の病的動揺が増し，歯の病的移動が起こり，咀嚼，咬合時の疼痛，フレアアウト（病的移動：歯間離開，傾斜，挺出等），食片圧入等が生じ，欠損歯数も増加してくる．そのような場合，原因除去療法を主体とする治療法に加えて，口腔機能（咬合，咀嚼，発音機能および審美性等）を回復する一連の治療を**口腔機能回復治療（オーラルリハビリテーション）**とよぶ．その治療法としては，咬合治療，修復・補綴治療，矯正治療，インプラント治療等が含まれる．

［目的］
①動揺歯に相互的な支持を与え，動揺を減少させ，歯周組織を安静にする．
②咬合の安定と咀嚼機能の回復をはかる．
③咬合力を多数歯に分散する．
④接触点を回復し食片圧入を防止する．
⑤歯の病的移動や挺出を防止する．

Ⅰ　咬合治療

　歯周病はプラーク中の細菌の感染によって発症するが，その進行を助長させ病態を悪化させる因子として，早期接触，咬合干渉，ブラキシズム等の外傷性因子が関与する．歯周治療では，どの治療ステップにおいても歯周組織に咬合性外傷が認められたときは，歯肉の炎症のコントロールと併せて外傷性因子を除去する．歯周治療を通して，細菌因子と外傷性因子を常にチェックし，コントロールする必要がある．

1．咬合調整

　外傷性因子を除去して適切で機能的な咬合接触を付与する．

［咬合調整の原則］
①側方圧を減弱させ，歯軸方向に咬合力が加わ

るようにする．
②咬合高径を変化させない．
③歯質の削合量はエナメル質の範囲内にとどめ，必要最小限度とする．
④著しい動揺が認められる場合は，暫間固定後に行う．
⑤咬合接触面積を小さくし，歯冠形態を整えながら行う．
⑥予防処置としての咬合調整は行わない．

2．削合調整

　削合調整は，選択削合と歯冠形態修正とに分けられる．

1）選択削合

　咬合干渉が認められる部位のみを選択的に削合することである．

2）歯冠形態修正

　歯冠形態が不良なときに歯冠を削合して形態を修正することである．
①裂溝形成：咬耗や摩耗によって浅くなった小窩や裂溝を回復させる．
②球面形成：対合歯との接触面が点接触となるように球面を形成する．
③咬頭頂形成：平坦になった咬頭を尖形になるようにする．
④その他：挺出歯，楔状咬頭，辺縁隆線のふぞろい，捻転歯，転位歯，傾斜歯，異常な咬合小面．

Ⅱ　修復・補綴治療

1．歯冠修復（永久固定）

　暫間固定では強度が不十分な場合は，永久固定を行う．永久固定を行う場合は，暫間固定の効果判定後，必要に応じて歯数の増加や固定法（固定式あるいは可撤式）の選択を考慮した歯周

治療用装置（プロビジョナルレストレーション）＊を装着して，良好なプラークコントロールや咬合関係が得られるかどうかを判定してから実施する．

＊プロビジョナルレストレーション：永久固定を前提として連続レジン冠で固定する方法で，審美性に優れ，多数歯に比較的長期間装着できる．歯冠を被覆して固定するため，歯質の削除量は多くなるが固定力は強固である．

2．欠損歯列への対応

可撤式と固定式に大別される．

1）可撤式固定法

歯への負担が少なく，多数歯に応用しやすい．清掃や修理は容易であるが，固定力は弱い．

①コーヌステレスコープ冠による固定
②スウィングロックによる固定
③連続鉤による固定
④バーアタッチメントによる固定

2）固定式固定法

一般的に異物感は少ないが，多数歯には応用しにくい．また，清掃や修理は困難である．可撤式固定法に比べて固定力は強い．

①連続冠による固定
②3/4冠，ピンレッジによる固定
③連続インレーによる固定
④接着性レジンによる固定

Ⅲ　矯正治療

歯周病が進行した歯は動揺をきたし，不適切な咬合力によって歯の傾斜や移動が生じ歯列不正や咬合機能不全を引き起こす．矯正治療は審美性，咬合関係，骨欠損部ならびにプラークコントロールの改善をはかる．また，修復・補綴治療やインプラント治療の前準備として行うこともある．

Ⅳ　インプラント治療

欠損補綴にインプラントを応用することは，支持力の低下した残存歯の保護と適切な歯列を獲得するうえで意義がある．可撤式部分床義歯の回避，咬合の安定性の確保，修復・補綴治療に伴う天然歯の削合の回避，咀嚼効率の向上や審美的な改善の獲得等が期待できる．

インプラントと上皮との付着様式は，上皮付着の深部でのみ形成されていることから，天然歯と比べて感染に対する抵抗力が弱い．したがって，インプラント埋入前には残存歯に対してプラークコントロールを主体とした歯周基本治療による感染源の除去や咬合関係の修正を適切に行うことが大切となる．さらに，インプラントを長期にわたって良好に機能させるためには，インプラントと残存歯の定期的な評価と管理を行い，細菌因子と外傷性因子の除去を実施する．

SECTION 10 歯周治療後の再評価

歯周治療の進め方は，主因子であるプラークの質や量の差異，プラーク蓄積因子や修飾因子の有無，病変の進行度，患者の希望等で異なるが，基本的には**図5-21**に示す順序で進める．各治療ステップの終了後に，治療効果や歯周組織の反応性を評価するために，歯周組織検査を再度行う（**再評価**）．最初のデータと各治療ステップ後のデータを比較検討し，次の治療ステップに移行するかどうかを判定する．また，患者の各治療への理解度や協力度を振り返り，モチベーションの再確認を行うことも大切である．特に今後の治療計画を見直す際の考慮すべき事項となる．

Ⅰ 歯周基本治療終了後

歯周基本治療により，どの程度の治療効果が得られたかを評価する．最初のデータと再評価のデータを比較して，次の治療ステップに移行するかどうかを検討する．必要に応じて最初の治療計画を修正したり変更したりする（p.135参照）．

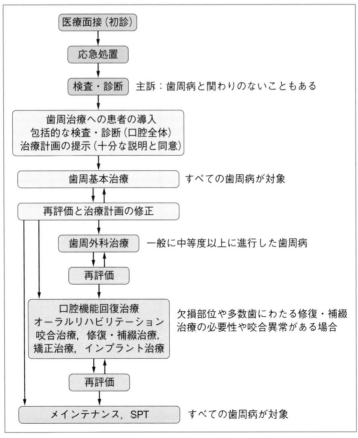

図5-21　歯周治療の基本的な順序[12]（引用改変）

再評価の結果，プラーク等の原因因子の除去が不十分で，歯周病変の改善がない場合は，歯周外科手術に移行するか，再度歯周基本治療を行う．歯周病変が改善されている場合は，口腔機能回復治療の必要があれば実施し，必要ない場合はメインテナンスやSPTに移行する．

Ⅱ　歯周外科治療後

歯周外科治療により，どの程度の治療効果が得られたかを評価する．良好な場合は，必要に応じて口腔機能回復治療を，あるいはメインテナンスやSPTに移行する．不良な場合は，その原因を検討し，治療計画の修正や変更を行う．必要に応じて適切な治療法を選択する（p.125参照）．

Ⅲ　口腔機能回復治療後

口腔機能回復治療により，どの程度の治療効果が得られたかを評価する．良好な場合は，メインテナンスあるいはSPTに移行する．不良な場合は，治療計画を見直し，その原因を検討し必要に応じて再度適切な治療を行う（p.131参照）．

Ⅳ　メインテナンスあるいはSPT中

適切な歯周治療を行った結果，改善された歯周組織や口腔機能が良好に維持されているかどうかを評価する必要がある．一般的に，3〜6カ月ごとに来院してもらい再評価する．歯周病の重篤度や改善の程度，ならびに治療内容に応じてこの間隔は変化する（p.135参照）．

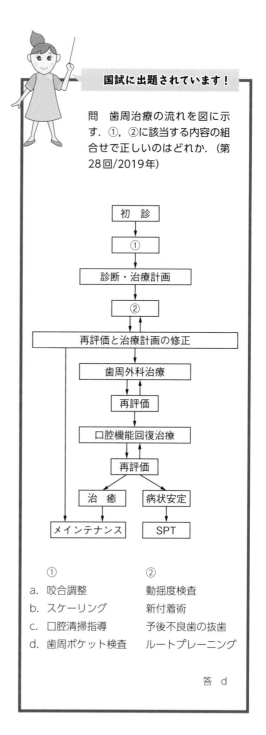

国試に出題されています！

問　歯周治療の流れを図に示す．①，②に該当する内容の組合せで正しいのはどれか．（第28回/2019年）

	①	②
a.	咬合調整	動揺度検査
b.	スケーリング	新付着術
c.	口腔清掃指導	予後不良歯の抜歯
d.	歯周ポケット検査	ルートプレーニング

答　d

SECTION 11　メインテナンス，SPT

Ⅰ　メインテナンス，SPTとは

　積極的な歯周治療によって改善された歯周組織を良好な状態で長期間維持するために**メインテナンス**あるいは**サポーティブペリオドンタルセラピー**（**SPT**：Supportive Periodontal Therapy）を行う．

　歯周治療によって<u>治癒</u>した歯周組織を長期にわたり維持していくために行われる口腔内の健康管理をメインテナンスという．メインテナンスは，患者自身が行う**セルフケア**（ホームケア）と歯科医師，歯科衛生士が行う**プロフェッショナルケア**からなる．これに対して，歯周基本治療，歯周外科治療，口腔機能回復治療によって<u>病状安定</u>となった歯周組織を原則として歯周基本治療と同じ治療内容によって維持することをSPTとよぶ．

1．治癒

　歯肉の炎症がなく，歯周ポケットは3mm以下，プロービング時の出血なし，歯の動揺が生理的範囲内である．

2．病状安定

　歯周組織の大部分は健康を回復したが，一部に4mm以上の歯周ポケット，根分岐部病変，歯の動揺が認められる状態．

Ⅱ　メインテナンス，SPTの目的

　歯周治療によって獲得された**アタッチメントレベル**（**付着レベル**）を維持すること，すなわち付着喪失を予防することである．歯周治療によって得られる治癒形態は長い接合（付着）上皮の形成に伴う上皮性付着によることが多い．この付着様式は，本来の付着形態（短い接合上皮

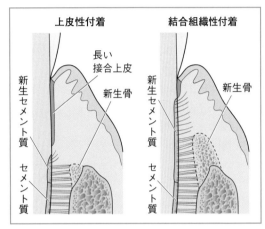

図5-22　付着形態

表5-14　メインテナンスの目的[13]

1．コンプライアンス（患者の協力度）の維持 　　口腔清掃に関するモチベーション 　　患者教育の継続
2．アタッチメントレベルの維持 　　歯周組織検査の継続（再発の早期発見） 　　再治療の実施（早期治療） 　　PMTCの実施
3．う蝕予防とその早期発見，早期治療
4．修復物・補綴装置の管理
5．全身の健康状態の評価

と結合組織性付着）と異なり，プラークの侵襲を受けやすく，付着喪失（歯周ポケットの再発）が起こりやすい（**図5-22**）．したがって，メインテナンスやSPTでは付着喪失を予防するための検査と，それに基づく治療が必要となる．また，患者の全身の健康を視野に入れながら，う蝕の発生および装着された修復物・補綴装置の破損等の予防を遂行することが大切である（**表5-14**）．

1. 医療面接

前回来院時から今回までに，口腔内や全身状態の異常，生活環境の変化等があったかどうかを聴取する．

2. 口腔内検査

1) 歯肉の健康状態

歯肉の色調，形態，硬さ等を検査し，その変化を観察する．

2) プラークコントロールの状態

プラークや歯石の付着状態をチェックし，清掃困難な部位を明確にする．

3) 歯周ポケット

プロービングし，歯周ポケット深さとアタッチメントレベルを測定し，前回のデータと比較する．

4) プロービング時の出血

プロービング時の出血は，歯周ポケット底部の炎症を疑う指標となるため注意深く行う．

5) 歯の動揺度

病的動揺の有無を検査する．特に炎症性（歯周炎の再発）か咬合性（外傷性咬合）かを判別する．

6) 根分岐部

根分岐部病変の有無，進行程度を検査する．

7) 咬合の状態

円滑に下顎運動が行えるか，早期接触や咬合干渉の有無，顎関節の異常等を検査する．

8) 細菌検査

暗視野顕微鏡，位相差顕微鏡等による細菌数，形態，運動性の評価．酵素抗体法，DNAプローブ，ポリメラーゼチューンリアクション（PCR）法等により細菌種を同定する．

9) 歯肉溝滲出液

歯肉に炎症が起こると歯肉溝滲出液量が増加する．

10) エックス線写真検査

1～2年に1回，全顎のエックス線写真撮影を行い，歯槽骨レベル，歯槽骨欠損の変化，根分岐部病変等の経年的な変化を観察する．

3. 検査結果の説明とモチベーションの強化

プラークコントロールの状態や現在の歯周組織の状態を評価，説明し，コンプライアンス（患者の協力度）が低下しないよう，モチベーションを反復し必要に応じて強化する．

4. 処置内容

1) 口腔衛生指導

患者自身によるセルフ（ホーム）ケアによる日頃のプラークコントロールの状態をチェックし，必要に応じてモチベーションの再強化とブラッシング等の再教育を行う．

2) プロフェッショナルケア

①スケーリング・ルートプレーニング（SRP）
②歯面研磨
③プロフェッショナルメカニカルトゥースクリーニング（**PMTC**）

3) その他

①**象牙質知覚過敏症**の処置：歯根露出によって生じることが多いので，プラークコントロールを徹底し，必要に応じて薬物の塗布，レーザー治療等を行う．
②咬合性外傷に対する処置：早期接触や咬合干渉をチェックし，必要に応じて咬合調整，歯冠形態修正，暫間固定等を行う．
③生活習慣の是正：過労やストレスの多い患者には，その解消法を，喫煙習慣や食習慣に問題のある患者には，悪習慣を是正・改善するよう支援・指導する．

5. 次回の予約

歯周組織およびプラークコントロールの状態によって臨機応変に変更する．

Ⅳ メインテナンス，SPT間隔の決定

メインテナンス，SPT移行時は，まず1～2カ月後に再来院させ，徐々にメインテナンス，SPTの間隔を伸ばしていく．通常，3～4カ月を目安とするが，セルフケアが良好な場合は，6カ月～1年の間隔のこともある（**表5-15**）．

表5-15　メインテナンス，SPT間隔の決定要素[13]

1. 患者のプラークコントロールレベル
　　コンプライアンスのレベル
　　プラークコントロールへの理解度とその技術
　　プラーク付着因子の存在
2. 歯周組織の歯周病抵抗性
　　歯周ポケットや根分岐部病変の残存状態
　　歯周組織の存在量（付着歯肉，歯槽骨量等）
3. リスクファクターの有無
　　糖尿病等の全身疾患や喫煙習慣
　　ブラキシズム等の異常咬合習癖の存在
　　プラーク細菌の病原性
4. う蝕活動性の高さ
　　修復物・補綴装置の量や複雑さ

V編　歯周治療

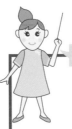

国試に出題されています！

問　51歳の女性．歯周治療終了後，6か月後のメインテナンスで来院した．歯周組織検査後，歯科医師より歯科保健指導と歯面清掃を行うよう指示された．O'LearyのPCRの結果を図に示す．歯面清掃に使用するのはどれか．2つ選べ．（第30回/2021年）

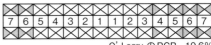

O'Leary のPCR　19.6%

a. ラバーチップ
b. 研磨用ディスク
c. デンタルフロス
d. ポイント型ラバーカップ

答　c, d

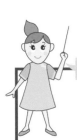

国試に出題されています！

問　SPTの間隔を決定するのに考慮するのはどれか．2つ選べ．（第28回/2019年）

a. 身長
b. 喫煙
c. 血圧
d. 骨粗鬆症

答　b, d

歯周病の新国際分類と日本歯周病学会での対応

　2018年に，アメリカ歯周病学会（AAP）と
ヨーロッパ歯周病連盟（EFP）との共同で歯周病
の新分類が公表された．それまでのAAPの分
類（1999年）では，歯周炎を侵襲性歯周炎と慢
性歯周炎に大別していたが，2018年の新国際
分類では歯周炎が1つにまとめられた．さら
に，歯周炎の診断にステージとグレードという
新しいフレームワークが導入された．ステージ
については，歯周炎を歯の喪失を含む歯周炎の
進行に応じた重症度と局所の病状および必要と
される治療内容に応じた複雑度とで4つのス
テージ（I～IV）に分類している．グレードにつ
いては，歯周炎の進行速度や症例の表現型に応
じて3つのグレード（A～C）に分類し，喫煙や
糖尿病といった歯周病のリスクファクターもグ

レードに係る修飾因子として勘案している．

　日本歯周病学会では，1999年のAAPの分類
を参考として，2006年に日本歯周病学会の分
類を定めた（p.104参照）．2019年には，2018
年の歯周炎の新国際分類における分類表を日本
歯周病学会認定の日本語訳として提示している
（**付表1，2**）．また，同時に日本国内における
歯周炎の診断と表記に係る暫間的な取り扱いと
して，日本歯周病学会での分類（2006年）での
診断名に加えて新国際分類による診断名を併記
する，としている．具体的には，「限局型ある
いは広汎型」，「慢性歯周炎あるいは侵襲性歯周
炎」を記し，続けて「ステージ」と「グレード」を
記すことを提示している（例：限局型 侵襲性歯
周炎 ステージ IV グレードC）．

付表1

歯周炎のステージ		ステージ I	ステージ II	ステージ III	ステージ IV
重症度	歯間部の最も大きなCAL *	1-2mm	3-4mm	≧5mm	≧5mm
	X線画像上の骨吸収	歯根長1/3未満（<15%）	歯根長1/3未満（15-33%）	歯根長1/3を超える	歯根長1/3を超える
	歯の喪失	歯周炎による喪失なし		歯周炎により4本以内の喪失	歯周炎により5本以上の喪失
複雑度	局所	最大プロービングデプス4mm以内主に水平性骨吸収	最大プロービングデプス5mm以内主に水平性骨吸収	ステージIIに加えて：プロービングデプス6mm以上3mm以上の垂直性骨吸収根分岐病変2-3度中程度の歯槽堤の欠損	ステージIIIに加えて：複雑な口腔機能回復治療を要する以下の状態咀嚼機能障害二次性咬合性外傷（動揺度2度以上）重度の歯槽堤欠損咬合崩壊・歯の移動・フレアアウト20本以下の歯（10対合歯）の残存
範囲と分布	ステージに記述を加える	それぞれのステージにおいて拡がりを，限局型（罹患歯が30％未満），広汎型（同30％以上），または大臼歯/切歯パターンかを記載する			

*CAL：クリニカルアタッチメントロス

付表2

歯周炎のグレード			グレードA 遅い進行	グレードB 中程度の進行	グレードC 急速な進行
主な基準	進行の直接証拠	骨吸収もしくはCALの経年変化	5年以上なし	5年で2mm未満	5年で2mm以上
	進行の間接証拠	骨吸収%/年齢	<0.25	0.25-1.0	>1.0
		症例の表現型	バイオフィルム蓄積は多いものの，組織破壊は少ない	バイオフィルム蓄積に見合った組織破壊	バイオフィルムの蓄積程度以上に組織破壊；急速な進行and/or早期発症を示唆する臨床徴候（例：大臼歯/切歯パターン，標準的な原因除去療法に反応しない）
グレードの修飾因子	リスクファクター	喫煙	非喫煙者	喫煙者1日10本未満	喫煙者1日10本以上
		糖尿病	血糖値正常糖尿病の診断なし	HbA1c 7.0％未満の糖尿病患者	HbA1c 7.0％以上の糖尿病患者

（日本歯周病学会：歯周病の新分類への対応，2019　https://www.perio.jp/file/news/info_191220.pdf）
*CAL：クリニカルアタッチメントロス

　歯周病の新国際分類に関しては，今後，世界各国での定着状況や歯周疾患の分類に関する科学的エビデンスの集積状況に応じて改変されていくことが示されている．

（本項は『歯科衛生学シリーズ　歯周病学』のp.204-205を執筆者の許可を得て転載した）

V編

歯周治療

VI編

臨床歯科医学

歯の欠損と治療

補綴歯科治療の基礎知識

Ⅰ 補綴歯科治療の基礎

1. 歯列と基準平面

1) 歯列と歯列弓

歯列とは，隣接する歯と隣接面で歯が接触して形成する歯の連なりである．天然歯の歯列を天然歯列，欠損歯がある歯列を欠損歯列という．咬合面より歯列をみると弓状の曲線を描いており，これを歯列弓という．方形，尖形，卵円形等に分類される．

歯間離開度は隣接歯間の接触関係を示しており，臨床的には**コンタクトゲージ**を用いて測定する．成人の健全歯列では上顎臼歯部で約90 μm，下顎臼歯部で約70 μmである．歯間離開度が150 μmを超えると食片圧入が起こりやすくなる．

2) 咬合彎曲

(1) スピーの彎曲

下顎の犬歯尖頭，小臼歯および大臼歯の頬側咬頭頂を矢状面に投影し，連ねたときにできる彎曲．

(2) ウィルソンの彎曲

前頭面に左右側同名臼歯の頬側咬頭と舌側咬頭を投影し，連ねたときにできる側方的な彎曲．下方に凸の彎曲を一般的に呈する．

(3) モンソンカーブ

モンソン球面説に基づくもので，篩骨鶏冠付近を中心とした半径4インチの球面の下方に凸の曲面に下顎歯の切縁や犬歯尖頭，臼歯咬頭頂が接するとされる咬合彎曲．モンソンカーブとは逆に上方に凸の咬合彎曲は**アンチモンソンカーブ**という．

(4) 調節彎曲

全部床義歯の人工歯排列において咬合平衡を得るために付与する人工歯列の彎曲．

3) 基準平面

(1) 基準面（前頭面，矢状面，水平面）

前頭面：人体を前後に分ける任意の平面．

矢状面：人体を左右に分ける任意の平面．**正中矢状面**は正中で左右に分ける平面．

水平面：人体を上下に分ける任意の平面．地面に平行な任意の平面．

(2) 咬合平面（図6-1）

切歯点（下顎左右側中切歯の近心隅角間の中点）と下顎左右側第二大臼歯遠心頬側咬頭頂を含む基準平面．

(3) カンペル平面

左右側いずれかの鼻翼下縁と両側の耳珠上縁によって形成される基準平面．正常有歯顎者の咬合平面とほぼ平行であるため，補綴装置製作の際に仮想咬合平面の設定に利用される．なお，左右側のいずれかで鼻翼下縁と耳珠上縁とを結んだ線を**鼻聴道線**（カンペル線）という．

(4) フランクフルト平面

左右側いずれかの眼点と両側の耳点により構成される基準平面．眼点は眼窩下縁の最下点，耳点は耳珠上縁点である．咬合器への上顎模型装着のための基準平面として利用される．

2. 咬合様式・咬合

咬合は上下顎の歯の接触関係，下顎が閉じる行為あるいは過程または閉じている状態である．咬合様式は咬頭嵌合位および偏心位における咬合接触の状態である．

1) 咬合様式

咬頭嵌合位および滑走運動時における咬合接触状態により分類される（**図6-2**）．

(1) 両側性平衡咬合

下顎側方運動時に作業側と平衡側の両者において咬合接触する咬合様式．義歯を安定させる咬合様式である．側方滑走運動時および前方滑

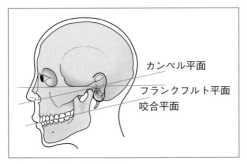

図6-1 頭蓋と顔面の基準

カンペル平面
フランクフルト平面
咬合平面

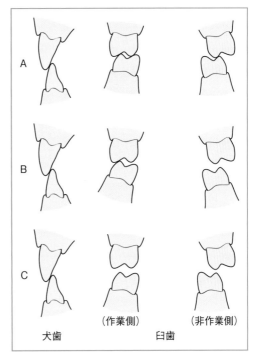

A

B

C

犬歯　　　　　　　　臼歯

（作業側）　　　　（非作業側）

図6-2 咬合様式
A：フルバランスドオクルージョン，B：グループファンクション，C：犬歯誘導

走運動時に，作業側および非作業側の歯が前歯を含めて接触滑走する咬合様式をフルバランスドオクルージョンという．全部床義歯に付与する咬合様式とされている．

（2）グループファンクション

前方滑走運動時には前歯が接触し，側方滑走時には作業側で犬歯と複数の臼歯が接触滑走し，非作業側では歯が接触しない咬合様式．天然歯列に多く，有歯顎者に推奨される咬合様式の1つである．

（3）犬歯誘導

側方滑走運動時に作業側の犬歯のみ咬合接触し，臼歯部は離開する咬合様式．

2）対合関係

（1）被蓋関係

オーバージェット：咬頭嵌合位で上顎前歯の切縁と上顎臼歯の頰側咬頭の下顎の歯に対する水平的被蓋関係（水平被蓋）．

オーバーバイト：咬頭嵌合位で上顎前歯の切縁と上顎臼歯の頰側咬頭の下顎の歯に対する垂直的被蓋関係（垂直被蓋）．

［被蓋関係による分類］

正常咬合：被蓋関係が正常な咬合．

切端咬合：咬頭嵌合位において上下顎前歯が切縁で接する不正咬合．

反対咬合：咬頭嵌合位において連続する3歯以上の被蓋関係が唇舌的・頰舌的に逆転している不正咬合．2歯以下では転位とされる．

過蓋咬合：咬頭嵌合位において上顎前歯が下顎前歯唇側面の1/4〜1/3以上を被覆する不正咬合．

開咬：上顎あるいは下顎，または上下顎の歯が咬合平面より低位にあり，咬頭嵌合位で前歯部あるいは臼歯部に空隙がある不正咬合．

交叉咬合：咬頭嵌合位において上下顎の歯列が水平的に交叉している不正咬合（臼歯部のみの反対咬合）．

（2）臼歯の咬合関係（図6-3）

機能咬頭：対合歯の咬合面窩・辺縁隆線部にかみこみ，咀嚼時に食物を咬断・粉砕・臼磨する咬頭で，咬頭嵌合位を維持する．上顎では口蓋側咬頭，下顎では頰側咬頭である．

非機能咬頭：咀嚼時に対合歯の咬合面窩にかみこまない咬頭．上顎では頰側咬頭，下顎では舌側咬頭である．

ABCコンタクト：上下顎の歯は咬頭嵌合位においてAコンタクト（上顎頰側咬頭内斜面と下顎頰側咬頭外斜面），Bコンタクト（上顎口蓋側咬頭内斜面と下顎頰側咬頭内斜面），Cコンタクト（上顎口蓋側咬頭外斜面と下顎舌側咬頭内斜面）を持つことが望ましい．

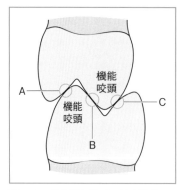

図6-3　咬合嵌合位での対合関係
A：Aコンタクト，B：Bコンタクト，
C：Cコンタクト

3. 咀嚼

1）咀嚼と咀嚼力

　咀嚼とは，食物を摂取し，咬断（食物をかみ切る），粉砕（かみくだく），臼磨（すりつぶす）等を行いながら，唾液と混和して嚥下が可能となる食塊を形成していく過程のことをいう．咀嚼時に咬合面間に発現される力および圧（単位面積あたりの力）をそれぞれ咀嚼力，咀嚼圧という．咀嚼力は最大咬合力の1/2～1/6といわれている．

2）咀嚼運動

　咀嚼運動は咀嚼時に行われる顎運動である．咀嚼時の顎運動経路を咀嚼運動経路といい，開口相，閉口相，咬合相の3相からなる．この1周期を咀嚼周期（咀嚼サイクル）という．開口時には作業側へやや偏位し，直線的な開口（第1相）からさらに外方へ偏位し（第2相），そこから咬頭嵌合位に向かって斜めに閉口していく（第3相）．

　顎二腹筋・顎舌骨筋等の開口にかかわる筋，咬筋・側頭筋等の閉口にかかわる筋，口腔内での食物の移動や咬合面上での保持にかかわる頬筋・口輪筋・舌筋等，多くの筋が咀嚼運動にかかわり，複雑な協調運動を行っている．

3）咀嚼能力の評価

　咀嚼能力は食塊を形成して嚥下動作開始までの一連の能力である．咀嚼能力検査には直接法と間接法がある．直接法には①咀嚼試料の粉砕粒子の分布状態からの判定（生米やピーナッツ

を用いた篩分法による咀嚼能率の測定等），②咀嚼試料の内容物の溶出量からの判定（グミゼリーからのグルコース溶出量の測定等），③食品の混合状態からの判定（咀嚼能力判定ガムの咀嚼による混合状態の判定等），④咀嚼能率判定表からの判定等があり，間接法には①咀嚼時の下顎運動による判定，②咀嚼時の筋活動による判定，③咬合接触状態による判定，④咬合力による判定がある．最大咬合力は咀嚼能力の指標の1つとなっている．

　咀嚼能力を判定する代表的な方法は篩分法により咀嚼能率を測定する方法である．咀嚼能率とは物理的，生化学的に基準とされる食物粉砕度を得るために必要な能力であり，咀嚼能率測定法は規格化された咀嚼試験条件で得られた食物粉砕度を測定する方法である．

4. 発音・構音

　呼気流によって声帯が振動し，喉頭原音がつくられる．喉頭原音を声門上部の管腔（咽頭腔，口腔，鼻腔等）で共鳴させ**母音**をつくり，管腔を構成し形態を変化させる運動器官（軟口蓋，舌，口唇等）を運動させて声道を狭めて発生させた雑音によって**子音**をつくる．構音とは声門上部の管腔と運動器官からなる構音器官によって母音や子音をつくり出すことである．補綴歯科診療は構音障害に対する治療方法の1つである．

　義歯の口蓋形態の検査に用いられる方法に**パラトグラム法**がある．パラトグラム法は構音時に口蓋に接する舌の範囲を記録する方法である．口蓋部研磨面形態等の検査・調整に用いる．

　[s]を発するときの顎位（**S発音位**）は前歯部人工歯の位置の決定等に用いられる．

5. ブラキシズム

　ブラキシズムはグラインディング（上下顎の歯をこすり合わせる），クレンチング（くいしばる，かみしめる），タッピング（カチカチと連続的にかみ合わせる）という非機能時の悪習癖である．咬耗，歯根破折，咬合性外傷，顎関節症，補綴装置の破損の原因となる．

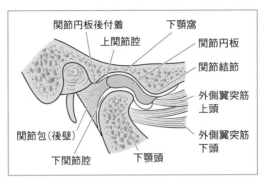

図6-4　顎関節の構造

6. 顎堤, 粘膜, 舌, 唾液
1) 顎堤, 粘膜
　顎堤は, 歯の喪失後に残留した歯槽骨あるいは顎骨と顎堤を被覆する顎堤粘膜によって形成される. 顎堤では経時的に吸収が起こり形態の変化が起こる (顎堤吸収).

　フラビーガムは顎堤に生じる可動性の大きな粘膜組織であり, 不適合な義歯による慢性的な機械刺激によって生じる. 通常, フラビーガム部は無圧印象を行い, 作業用模型上でリリーフを行う. 顎堤粘膜の被圧変位量が小さい口蓋隆起や下顎隆起, 切歯乳頭等もリリーフを行う.

　義歯性線維腫は義歯床の機械的慢性刺激による粘膜の炎症反応性の増殖物で, 上顎歯肉唇移行部に好発する. 義歯床辺縁が長すぎる等が原因となる. 床縁の調整や粘膜調整を行う.

　有床義歯製作のための印象採得では, 機能時の頬・口唇・舌の動きに調和した義歯床形態を付与するため**筋圧形成**を行う.

2) 舌
　舌の働きとして, ①捕食した食物を咬合面に移送する, ②咀嚼時には咬合面に食物をのせ, 食物を咬合面に保持する, ③嚥下可能となった食物を咽頭に移送する, ④構音に関与する等があげられる.

　有床義歯製作時には人工歯排列と研磨面形態の付与の際に舌房が狭小にならないように配慮する. 舌の運動機能障害が生じたときには**舌接触補助床**の装着によって機能を代償させることがある.

3) 唾液
　唾液には食塊形成作用 (嚥下可能な食塊形成), 潤滑作用 (円滑な嚥下・発音), 消化作用, 味覚形成作用等があり, 口腔機能の維持には必須のものである. 可撤性義歯の良好な装着感や維持にも必須であり, 口腔乾燥症では義歯の維持力低下, 義歯床下の粘膜の疼痛等のため義歯の装着が困難になる.

7. 下顎運動と下顎位
1) 顎関節
　下顎骨関節突起である**下顎頭** (顆頭) と側頭骨関節窩である**下顎窩**との間で構成される関節 (**図6-4**). 関節腔は関節円板で上関節腔と下関節腔に分けられる. 下顎運動時に下顎頭は回転と移動を行う.

　顎関節症は, 顎関節や咀嚼筋の疼痛, 関節雑音, 開口障害ないし顎運動異常を主要症状とする.

2) 下顎運動
　開閉口運動, 前方・後方運動, 側方運動の基本運動に分類できる. 咬頭嵌合位から下顎安静位までは下顎頭は回転運動を行い, さらに開口すると下顎頭は関節円板とともに関節結節を前方に移動しながら回転する. 閉口時には下顎頭は開口時とは逆に回転しながら関節結節上を後上方に移動する. 側方運動では作業側の下顎頭はほとんど移動しないが, 非作業側の下顎頭は前下内方へと移動する.

　ポッセルトの図形は健常有歯顎者の下顎切歯点の限界運動範囲を示したものである (**図6-5**).

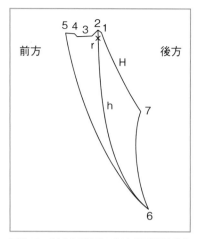

図6-5 正中矢状面における下顎切歯点の限界運動範囲（Posselt, 1962）
1：下顎最後退位，2：咬頭嵌合位（中心咬合位），3～4：前方咬合位，5：最前方咬合位，6：最大開口位，r：下顎安静位，h（2～6）：習慣性閉口路（習慣性開閉口運動路），H（1～7）：終末蝶番運動路（純粋な回転運動），1～7～6：後方限界運動路，1～2～3～4～5：上下顎の歯が接触した状態での前後運動，5～6：前方限界運動路

下顎最後退位から最前方咬合位までの運動範囲は上下顎の歯が接触した状態での運動範囲を示す．

定められた咬合高径において下顎の前方運動および左右両側の側方限界運動を行わせて**ゴシックアーチ**を描記させる方法をゴシックアーチ描記法という．ゴシックアーチの先端は下顎最後退位を示す．水平的顎位の決定や顎機能の診断に用いる．

3）下顎位

上下顎の相対的な位置関係を顎位といい，頭蓋を基準とした下顎の位置を下顎位という．

（1）中心咬合位（咬頭嵌合位）

上下顎の咬合面が最大面積で接触したときの顎位，または咬頭嵌合したときの顎位．下顎頭の位置では規定されない．正常有歯顎者では下顎頭は顆頭安定位にある．

（2）中心位

下顎頭が関節結節の後方斜面と対向し，関節窩内の前上方の位置にあるときの上下顎の位置的関係．歯の接触状態とは無関係である．

（3）下顎安静位

安静にしているときの顎位．咬頭嵌合位の下方に位置し，前歯部での上下顎の歯列間距離は2～3mmである．上下顎間の空隙を**安静空隙**（フリーウェイスペース）という．咬合高径の決定に用いられる．

8. 歯の喪失に伴う変化

1）抜歯により生じた歯槽窩の治癒経過

（1）抜歯直後

抜歯により歯槽窩は血餅で満たされ止血し，ついで肉芽組織で満たされる．さらに創面の上皮化，歯槽突起上端の骨縁の吸収，歯槽窩内での骨新生が起こる．

（2）抜歯後1カ月

創面は1カ月ほどで治癒し，歯槽窩の新生骨は歯槽縁の高さになる．新生してきた骨は6～9週目にはさらに緻密骨になる．

（3）抜歯後6～9カ月

歯槽窩の骨性治癒は6～9カ月になる．高齢者は若年者よりも治癒が遅れる．

（4）補綴歯科治療からみた治癒経過

歯の欠損に伴う補綴歯科治療は歯槽窩の骨性治癒後とするのがよいが，審美的・機能的な回復の観点から創傷が一応治癒する1～2カ月以降に着手されることが多い．抜歯後ただちに装着される即時義歯や抜歯後早期に製作された義歯では適合性を定期的に検査していくことが特に必要である．

2）顎堤の形態変化

（1）上顎顎堤

上顎では口蓋側より唇頬側の骨壁が薄く多孔性であるため唇頬側が吸収されやすく，口蓋側では比較的変化が少ない．そのため顎堤の頂部は骨の吸収に伴い口蓋側に移動する傾向がある．

（2）下顎顎堤

前歯・小臼歯部では唇頬側と舌側とで骨壁の厚さ・構造に大きな差がないので顎堤は垂直に吸収する．大臼歯部においては頬側にしっかりした緻密骨，外斜線があること等から舌側が頬側よりも吸収されやすく，顎堤の頂部は骨の吸収に伴い頬側に移動する傾向がある．なお，高

度に吸収された顎堤では顎舌骨筋線やオトガイ棘が容易に触知されるようになる.

3) 歯の喪失に伴う周辺の変化

(1) 隣在歯および対合歯に起こる変化

　歯の喪失が生じると, 喪失部位に向かって隣在歯の**傾斜・移動**や対合歯の**挺出**が起こる. 隣在歯や対合歯の動きによって残存歯の接触点が失われると**食片圧入**が生じ, う蝕, 歯肉炎等が生じやすくなる. 1歯喪失の放置は歯列, 咬合接触, 顎関節等に悪影響を徐々に及ぼす. 臼歯部の咬合支持が喪失し, 前歯部での過度の接触が生じると前歯部のフレアーアウトが起きることがある.

(2) 歯根膜の喪失による影響

　歯の喪失により義歯の機械的支持源の喪失および**歯根膜受容器**からの中枢への入力の喪失が起こる. 歯根膜受容器の保存, 歯槽骨吸収の防止, 機械的支持源の維持のために歯根を残存させて義歯製作を行う方法(**オーバーデンチャー**)がある.

(3) 顎関節の変化

　無歯顎になると, 下顎運動時に滑走する下顎頭上端と滑走面である関節結節部に著明な吸収がみられる. 加齢変化として関節結節の吸収, 下顎頭の扁平化, 関節円板の穿孔等が起こる.

(4) 顔貌の変化

　歯の喪失や歯槽部の骨吸収により支えがなくなり, 口唇や頬が落ち込む. 歯の喪失や歯槽部の骨吸収に咬合支持の喪失が加わると, 上下顎の顎間距離も短縮し, いわゆる老人様顔貌を呈する. 顔貌の変化が患者に与える影響は大きい. 顔貌の回復, 改善は補綴歯科治療の重要な目的の1つである.

4) 口腔機能と審美性の変化がもたらす心理・社会的変化

　歯の喪失等の歯科的問題は, 口腔機能の低下(摂食嚥下機能や構音機能の低下)や審美的な問題(老人様顔貌等)をもたらし, 身体的・精神的・心理的な悪影響を及ぼす. 社会参加の妨げとなり, QOLを低下させる要因となる.

9. 口腔機能低下症

　口腔機能低下症は複合要因によって現れる病態であり, 口腔衛生状態不良, 口腔乾燥, 咬合力低下, 舌口唇運動機能低下, 低舌圧, 咀嚼機能低下, 嚥下機能低下の7項目のなかで, 3項目が該当する場合に口腔機能低下症と診断される. 補綴関連の主な検査を以下に示す.

(1) 咬合力検査

　デンタルプレスケールⅡ(感圧フィルム)を3秒間最大の力で咬合する. 圧力フィルタ機能による自動クリーニングを行った場合には350N未満, 行わなかった場合には500N未満が咬合力低下の基準値である. また残存歯数20歯未満でも咬合力低下と判定される. ただし残根と動揺度3の歯は残存歯数から除外する.

(2) 舌圧検査

　舌圧測定器のプローブのバルーン部を舌で口蓋に最大の力で数秒間押し付ける. 低舌圧の基準値は30kPa未満である.

(3) 咀嚼能力検査

　グルコース含有グミゼリーを主咀嚼側で20秒間咀嚼したときのグルコース溶出量を測定する. 咀嚼機能低下の基準値は100mg/dL未満である. またグミゼリー30回自由咀嚼後の粉砕度による咀嚼能力判定方法(スコア法)も用いられる.

Ⅱ　補綴治療の種類と材料

1. 補綴装置の種類

　身体器官の喪失によって損なわれた形態と機能を人工装置によって回復・改善することを補綴という. 歯質, 歯, 顎骨等を失ったときに形態(審美性)と機能(咀嚼機能・嚥下機能・構音機能等)を回復・改善するための装置を補綴装置という. 有床義歯(全部床義歯, 部分床義歯), クラウンブリッジに大別される. なお, 欠損補綴において口腔インプラントを用いて支持・把持・維持を得る補綴装置をインプラント義歯という. ここでは, インプラント義歯を除いた補綴装置について説明する. インプラント義歯については, p.178を参照のこと.

1) 欠損歯数による分類

①歯列の全部の歯の欠損:全部床義歯
②歯列の一部の歯の欠損:部分床義歯, ブリッ

ジ

③歯質の欠損：クラウン

2) 患者による着脱の可否による分類

①固定性：クラウンブリッジ

②可撤性：有床義歯（全部床義歯，部分床義歯）

3) 咬合力負担による分類

①歯根膜負担：クラウンブリッジ

②歯根膜粘膜負担：部分床義歯

③粘膜負担：全部床義歯

2．有床義歯

歯や顎骨の欠損を補うために義歯床のある補綴装置を有床義歯という．欠損歯数により全部床義歯と部分床義歯に分類される．

1) 全部床義歯

(1) 定義

すべての歯を喪失した無歯顎に適用される可撤性有床義歯．

(2) 目的

形態（審美性等）と機能（摂食嚥下，構音等）の回復，残存諸組織の保全，良好な社会生活．

(3) 構成要素

義歯床，人工歯．

(4) 維持

唾液による物理的維持力，義歯床下に生じる陰圧による物理的維持力（吸着力），筋圧による生理的維持力，顎堤の形態等によって生じる解剖学的維持力．

唾液による物理的維持力は唾液の性状，義歯床と床下粘膜との接触面積（義歯床の面積）や距離（適合度）に影響される．

(5) 支持

粘膜負担：機能時に加わる力を顎堤粘膜（歯槽堤，頰棚等）が負担する．

(6) 安定

機能時の義歯の安定には咬合の影響が大きい．

2) 部分床義歯

(1) 定義

1歯喪失から1歯残存までの歯の喪失に適用される可撤性有床義歯．

(2) 目的

形態（審美性等）と機能（摂食嚥下，構音等）の

回復，残存諸組織の保全，継発症候の予防，良好な社会生活．

(3) 構成要素

義歯床，人工歯，支台装置（維持装置），連結子．

(4) 維持

①支台装置

②義歯床：唾液の介在によって生じる義歯床と床下粘膜面との間の維持力，筋圧による維持力等．

(5) 支持

歯根膜粘膜負担：機能時に加わる力を歯根膜（支台歯）と顎堤粘膜（歯槽堤，頰棚等）が負担する．

欠損歯数の増加により顎堤粘膜の負担割合が次第に高くなる．

(6) 把持

支台装置，隣接面板，小連結子の歯面接触部，顎堤斜面部の義歯床等．

(7) 部分床義歯の分類

［欠損形態］

①中間欠損：欠損部の近心および遠心に歯がある欠損形態．

②遊離端欠損：欠損部の遠心に歯がない欠損形態．

③複合欠損：中間欠損と遊離端欠損が混在する欠損形態．

［欠損形態による義歯の分類］

①中間義歯：中間欠損症例に適用する義歯．

②遊離端義歯：遊離端欠損症例に適用する義歯．

③複合義歯：遊離端欠損と中間欠損を含む症例に適用する義歯．

3) 印象採得時に必要な解剖学的指標（図6-6）

(1) 上顎

アーライン，口蓋小窩，ハミュラーノッチ，切歯乳頭等

(2) 下顎

レトロモラーパッド，顎舌骨筋線，外斜線，頰棚等

4) 有床義歯に使用される材料

(1) 床用材料

求められる条件は，生体に為害性がない，組

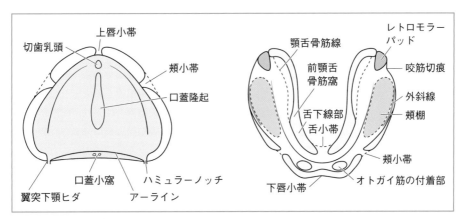

図6-6 解剖学的指標
上顎全部床義歯後縁の位置は，一般的にはアーラインと一致させる．口蓋小窩の位置はアーラインの後方とする説とアーラインの前方とする説がある．

織親和性に富む，機械的特性に優れる，修理が容易である，審美的である等である．

アクリルレジン（加熱重合レジン，常温重合レジン），金合金，コバルトクロム合金，チタン合金等が使用されている．

(2) 人工歯

陶歯，硬質レジン歯，レジン歯，金属歯．

金属歯は臼歯部で用いられることがある．

(3) 支台装置，連結子

鋳造バー，鋳造クラスプには金銀パラジウム合金，コバルトクロム合金，金合金等，線鉤用材料には金合金，コバルトクロム合金等，屈曲バーにはコバルトクロム合金等が使用される．ノンメタルクラスプデンチャーではレジンクラスプが用いられる．

5) 有床義歯の目的別分類

(1) 最終義歯

義歯装着の目的を達成するため，必要なすべての前処置の完了後に最終的に装着される義歯．

(2) 暫間義歯

審美性や咬合の回復等の目的のために最終義歯の装着前に一時的に使用される義歯．広義には即時義歯，治療用義歯，移行義歯等が含まれる．

(3) 即時義歯

抜歯後の状態を予測した模型上で，抜歯に先立って義歯を製作しておき，抜歯直後に装着さ

れる義歯．審美的障害や機能的障害の防止等を目的とする．装着後には比較的早期にリラインが必要となる．

(4) 治療用義歯

最終義歯の製作に先立って，咬合位の確立や粘膜の調整等の治療を目的として装着される暫間的な義歯．

(5) 移行義歯

近い将来に残存歯を抜去して義歯の修理や製作が予測される場合に使用される義歯．移行義歯の使用により機能や形態が維持できる．

3. クラウンブリッジ

1) クラウン

(1) 全部被覆冠

全部金属冠，前装冠，ジャケットクラウン．

(2) 部分被覆冠

3/4冠，4/5冠，7/8冠，ピンレッジ，プロキシマルハーフクラウン，アンレー，ラミネートベニア等．

(3) ポストクラウン（継続歯）

2) ブリッジ

支台装置，ポンティック，連結部を構成要素とする．

3) 維持

適切な支台歯形成による保持形態，補綴装置の良好な適合，咬合力によって変形・破損等が生じない材料強度の確保，適切な合着材の使用

などにより保持力が得られる.

4) 支持
歯根膜負担：機能時に加わる力を歯根膜（支台歯）が負担する. 有床型ブリッジでは粘膜負担の要素が加わる.

5) 製作方法
歯冠補綴装置の種類により異なるが, **ロストワックス法**（ワックスパターン形成, 埋没, 鋳造, 研磨）と **CAD/CAM** システムを用いる方法がある. CAD/CAM システムについては p.153 参照.

6) 材料
金属材料としては, 鋳造用金合金, 金銀パラジウム合金, 銀合金, チタン合金等がある. 前装用材料としては, コンポジットレジン, ハイブリッド型コンポジットレジン, 焼付用陶材等がある. オールセラミック修復ではセラミックスが用いられる.

装着に用いられるのは, グラスアイオノマーセメント, レジン添加型グラスアイオノマーセメント, 接着性レジンセメント等である.

7) プロビジョナルレストレーション
最終的なクラウンブリッジの装着前に, 歯質や歯髄の保護, 咬合の保持, 審美性の回復等の目的のためにプロビジョナルレストレーションを暫間的に装着する.

4. 特殊な口腔内装置
顎顔面部の欠損を補塡・修復する顎顔面補綴装置（顎補綴, エピテーゼ）, 舌の運動不全を代償する舌接触補助床, 軟口蓋欠損や鼻咽腔閉鎖不全に対して用いる鼻咽腔補綴装置（スピーチエイド, 軟口蓋栓塞子）, 顎関節症や歯ぎしりの治療に用いるスタビライゼーションアプライアンスやナイトガード, スポーツ外傷を予防するマウスガード, 閉塞性睡眠時無呼吸症候群用口腔内装置.

Ⅲ 補綴装置の維持・支持・把持・安定

維持とは, 補綴装置に加わる離脱力に抵抗する作用である. 補綴装置に加わる離脱力に抵抗し, 装着された位置に保つ力, すなわち補綴装置を離脱させるために必要な力を維持力という.

支持とは, 咬合力によって生じる補綴装置の沈下に抵抗する作用である. 機能時に補綴装置に加わる力は歯根膜と義歯床下の粘膜により負担される. 負担割合により, 歯根膜負担, 粘膜負担, 歯根膜粘膜負担に分類される. 機能時にインプラント上部構造に加わる力をインプラント体周囲骨に負担させるインプラント体支持（顎骨支持）, 機能時に補綴装置（オーバーデンチャー）に加わる力をインプラント体周囲骨と粘膜に負担させるインプラント体-粘膜支持（顎骨-粘膜支持）がある.

把持とは, 補綴装置に加わる力を水平方向の力（側方力）に抵抗する作用である.

安定とは, 機能時に義歯が動かないことである.

Ⅳ 治療の流れ

医療面接と診察・検査・診断, 治療計画の説明と同意, 印象採得（研究用模型と作業用模型の製作）, 咬合採得（顎間関係の記録）, 咬合器装着, 補綴装置の製作, 試適, 装着および装着時の患者への説明と指導, メインテナンスは, 補綴装置の製作過程で共通した重要なステップである. CAD/CAM システムによる製作については「SECTION 4 クラウン」「SECTION 6 インプラント義歯」の項目に記載する.

1. 印象採得
歯や顎堤等の形態を口腔外で再現するために, 陰型を製作する過程.

1) 印象法
(1) 概形印象
歯および欠損部顎堤等を予備的に採得する印象. 研究用模型を製作する. 既製トレー（網目または有孔のトレー）とアルジネート印象材が用いられることが多い. 既製トレーには有歯顎用と無歯顎用とがある. 歯列や顎堤に適合した既製トレーを選択する. 既製トレーが必要な範囲を覆っていないときや適合が悪いときにはユーティリティワックスやモデリングコンパウ

ンド等を用いて調整する.

(2) 精密印象

補綴装置を製作するために採得する印象.寸法精度や表面精度の高い印象材を用いる.作業用模型を製作する.

個歯トレーは支台歯形成された歯の精密印象のために使用されるトレーである.①印象材の厚みが薄く均一になる,②隣在歯のアンダーカットの影響を避けられる,③歯肉縁下のフィニッシュラインの印象が確実にできるため,精度の高い印象採得が行える.

個人トレーは支台歯や歯列,顎堤等の精密印象のために使用されるトレーである.①印象材の厚みを一定にできるため印象精度が向上する,②印象圧の調整が可能となる,③筋圧形成が容易となるという利点がある.顎堤部の印象圧の調整のために,リリーフや適路を用いることがある.筋圧形成とは機能時の頬・口唇・舌の状態に調和した義歯床縁形態を得るために行う操作で,モデリングコンパウンド等を用いる.個人トレーを用いた寒天アルジネート連合印象では保持孔の付与と専用の接着材の塗布を行う.

歯列の印象ではユーティリティワックス等で下部鼓形空隙のブロックアウトを行うと,印象の変形が防止できるとともに印象体の撤去が容易になる.個歯トレーと個人トレーを用いて印象採得を行うときにはシリコーンゴム印象材を用いるが,トレーには接着材を塗布する.

(3) 嘔吐反射 (絞扼反射) の防止

不安を感じさせないように接する.座位にて頭部をやや前方に傾斜させ鼻呼吸を行うように指示する.印象材の咽頭方向への流れ込みを防止するため,印象材を過剰に盛らず,トレーを後方から前方に向かって圧接する.印象採得は下顎,上顎の順に行う.口蓋部の表面麻酔を行うこともある.

(4) 印象材

コンパウンド印象材は熱可塑性の非弾性印象材である.筋圧形成に用いることが多い.

アルジネート印象材は不可逆性のハイドロコロイド印象材で,空気中での離液・乾燥,水中での膨潤のため寸法安定性に乏しい.練和時に

冷水を使用すると硬化が遅延する.水洗・消毒後に速やかに印象体に石膏を注入する.石膏注入が速やかにできない場合には相対湿度100%のなかで保管する.

寒天印象材は可逆性のハイドロコロイド印象材で,印象精度は良好である.寒天アルジネート連合印象法で使用されることが多い.空気中での離液・乾燥,水中での膨潤のため寸法安定性に乏しい.水洗・消毒後に速やかに印象体に石膏を注入する.寒天アルジネート連合印象法は印象精度の優れた寒天印象材と経済性・操作性に優れたアルジネート印象材を用いる印象方法である.

付加重合型シリコーン印象材は寸法安定性に優れた弾性印象材である.個歯トレーと個人トレーは常温重合レジンで製作されており,接着材の塗布が必要である.口腔内から撤去,水洗,消毒後に弾性回復を待ち,印象体に石膏を注入する.ラテックス製手袋との接触,未重合のアクリル系レジンは硬化の妨げになる.

2) 印象圧による印象法の分類

印象採得の際に対象に加わる圧力を印象圧という.

(1) 無圧印象

必要最小限の印象圧で粘膜を変形させずに静止状態で印象する.粘膜の解剖的形態を印象することを目標とする.

(2) 加圧印象

加圧下で粘膜の状態を印象する.有床義歯の機能時と等しい加圧状態で印象することを目標とする.

義歯の機能時に義歯床下粘膜に咬合圧をできるだけ均等に負担させるために,被圧変位量に応じた力で加圧し,さらに顎堤周囲可動組織の動的状態をも記録することを目的とした印象を機能印象という.

3) 印象体の消毒

シリコーン印象体,アルジネート印象体,寒天アルジネート連合印象体では水洗後,0.1〜1.0%次亜塩素酸ナトリウム溶液15〜30分間浸漬あるいは2.0〜3.5%グルタラール溶液30〜60分間浸漬が行われる.

4) 模型製作

研究用模型には硬質石膏を，作業用模型には超硬質石膏を一般的に用いる．模型上に再現が必要な範囲は，製作する補綴装置によって異なるが，一般的には歯列を含めた歯肉唇移行部・歯肉頬移行部周辺までである．また遊離端欠損症例では上顎ではハミュラーノッチを，下顎ではレトロモラーパッドを含む模型を製作する．

模型の基底面は咬合平面にほぼ平行とする．正中の基準として，上顎模型では中切歯，切歯乳頭，口蓋隆起，正中口蓋縫線，口蓋小窩，ハミュラーノッチ等を，下顎模型では中切歯，レトロモラーパッド等を用いる．

研究用模型は口腔内(歯，歯列，対向関係，軟組織等)の診察・検査，治療方針の決定，個人トレーの製作等に用いられる．作業用模型は補綴装置の製作に使用する．

2. 咬合採得 (顎間関係の記録)

上顎と下顎の空間的な位置関係を記録し，その記録を用いて上下顎の模型を咬合器に装着し，咬合診断や補綴装置の製作を行う．補綴装置の製作のために咬頭嵌合位を再現する．

1) 全部床義歯

上顎に対する下顎の垂直位置関係(咬合高径)と水平的位置関係(水平的下顎位)を採得する．咬合床を用いて，顎間関係，仮想咬合平面とともに口唇の支持(リップサポート)，人工歯排列位置の基準を記録する．垂直的および水平的な顎間関係を同時に記録する．水平的顎間関係記録や顎機能の診断のためにゴシックアーチ描記法を行うこともある．

(1) 咬合採得時に使用する主な器材

咬合床：顎間関係の記録や人工歯排列基準の記録に用いる．基礎床(常温重合レジン)と咬合堤(パラフィンワックス)からなる．

咬合平面設定板(咬合平面板)：仮想咬合平面の決定に用いる．

ろう堤形成板(ホットプレートヘラ)：ろう堤に仮想咬合平面を付与するときに使用する．

バイトゲージ(ノギス)：顔面の計測基準点間の距離を計測する装置で，咬合高径の設定などに用いる．

ワックススパチュラ：咬合堤の形態修正，咬合堤の軟化に用いる．

ガスバーナー(アルコールランプ)：パラフィンワックスの軟化等に用いる．

2) 部分床義歯

(1) 適正な咬頭嵌合位が維持されている場合

上下顎模型を咬合させたときに模型が安定する場合は咬頭嵌合位を視覚で確認し，咬頭嵌合位を再現できるように上下顎模型に印をつける．

咬合させた上下顎模型が安定しないときにはワックスや咬合採得用シリコーンゴム材，または咬合床を用いる．金属床義歯ではフレームワークにろう堤を製作し咬合採得することがある．

(2) 適正な咬頭嵌合位が失われている場合

咬合床を用いる．欠損歯数が多い場合には，全部床義歯製作過程に準じて口唇の豊隆度，仮想咬合平面，顎間関係等を咬合床により記録することがある．

3) クラウンブリッジ

(1) 適正な咬頭嵌合位が維持されている場合

上下顎模型を咬合させたときに模型が安定する場合は咬頭嵌合位を視覚で確認し，咬頭嵌合位を再現できるように上下顎模型に印をつける．

咬合させた上下顎模型が安定しないときにはワックスや咬合採得用シリコーンゴム材を用いる．咬合床を用いる場合もある．

(2) 適正な咬頭嵌合位が失われている場合

咬合床を用いる．

3. 咬合器装着

診察，検査，診断や治療計画の立案，補綴装置の製作のために模型を咬合器に固定することを咬合器装着という．補綴装置を間接法で製作するためには上下顎の位置関係を正確に口腔外で再現する必要がある．

1) 咬合器

頭蓋に対する顎と歯の相対的位置関係，下顎位，顎運動を再現するための装置．上下顎の歯の接触状況，顎運動等の再現による顎口腔系機能の診断，補綴装置の製作に使用される．

①蝶番咬合器：上下顎フレームの連結が蝶番であり，開閉運動のみ行える咬合器．咬頭嵌合位のみ再現可能である．

②平均値咬合器：顆路角，切歯路角等が解剖学的平均値で製作された咬合器．

③半調節性咬合器：矢状顆路と平衡側の側方顆路に関する調節機構がある咬合器．

④全調節性咬合器：矢状顆路と平衡側および作業側の側方顆路に関する調節機構がある咬合器．

2）フェイスボウトランスファー

フェイスボウは頭蓋あるいは顎関節に対する上顎（歯列）の位置関係を咬合器上で再現するために用いる器具である．フェイスボウを用いてこの位置関係を咬合器に移す操作をフェイスボウトランスファーという．1つの前方基準点と2つの後方基準点で基準面が決定される．基準平面は前方基準点を眼点に設定するとフランクフルト平面，鼻翼下縁に設定するとカンペル平面となる．

3）チェックバイト法とパントグラフ法

咬合器の顆路を決定するための下顎運動記録のために，半調節性咬合器ではチェックバイト法を，全調節性咬合器ではパントグラフ法を用いる．

チェックバイト法では，ワックスや石膏，咬合採得用シリコーン材等の記録材を用いて上下顎歯の咬合面間の位置関係，すなわち上下顎の位置関係を前方位，左右両側の側方位で記録する．半調節性咬合器ではフェイスボウを用いて上顎模型を装着し，チェックバイト法で顆路を調節する．

4．試適

試適時の確認事項を以下に示す．患者からの確認・同意を必ず得る．

1）ろう義歯の口腔内試適

義歯床形態（床外形や辺縁形態等），咬合関係（咬合平面，咬合高径，咬頭嵌合位，被蓋関係等），審美性（人工歯の色調・形態・大きさ，人工歯の排列，歯肉形態，口唇・頬の豊隆度），発語の検査を行う．部分床義歯の製作過程においては支台装置，連結子，フレームワークの適合検査も行う．

2）クラウンブリッジの試適

コンタクトゲージ等を用いて歯間離開度を，次いで適合試験材を用いて辺縁および内面の適合度，咬合紙等を用いて咬合接触を順に確認・調整を行う．ブリッジではポンティック部の形態や粘膜との接触関係等も確認・調整を行う．前装冠やジャケットクラウン等では歯冠形態と色調・透明性も併せて確認する．

3）適合試験

静的あるいは動的な状態下での，補綴装置と口腔内諸組織との適合状態の検査．義歯床粘膜面や歯冠補綴装置などの適合状態の検査には，適合試験材（プレッシャー・インディケイティング・ペースト，PIP）を用いる．適合試験材には化学重合タイプとクリームタイプがある．化学重合タイプのものは被膜厚さにより適合状態を判定する．

Ⅴ CAD/CAMシステムによる治療

1．特徴

製作工程の簡素化，製作期間の短縮，デジタルデータでの保存等．

2．製作工程

クラウンブリッジの製作工程は，口腔内スキャナーによる光学印象またはモデルスキャナーによる模型の計測，CADソフトウェアによる補綴装置の設計，CAMソフトウェアによる加工プログラミング，機械加工により構成される．

口腔内スキャナーによる光学印象により，印象材による印象採得や模型製作，咬合採得材による顎間関係の記録（咬合採得）が不要となる．そのため，①感染防止，印象精度の保持，患者の負担軽減等の点において従来法よりも優れている，②支台歯形成と印象の評価がリアルタイムで行える，③シェードテイキングを同時に実施できる等が長所となる．

CAMソフトウェアによる加工では，加工機による切削加工や積層造形がある．CAD/CAM装置のみを用いて製作できる歯冠補綴装

置は，レジンジャケットクラウン，オールセラミッククラウン，全部金属冠等である．審美性が重視される前歯部ではフレームを切削加工し，エナメル色陶材を築盛・焼成する（レイヤリング法，レイヤリングセラミックスによる前装）．

CAD/CAMシステムで製作されたクラウンの装着には，接着性レジンセメントを用いる．

3. 加工材料

加工材料はジルコニア，長石系セラミックス，二ケイ酸リチウムガラスセラミックス，コンポジットレジン，チタン，コバルトクロム合金等である．鋳造用パターン製作用にPMMAやワックス等がある．

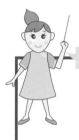

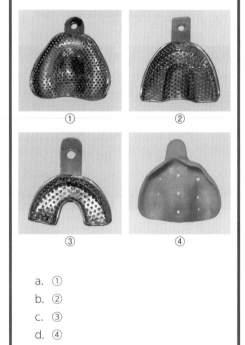

SECTION 2 有床義歯（可撤性補綴装置）

Ⅰ　義歯床

　歯等の喪失により生じた欠損を補い，人工歯を固定し，義歯の維持・支持・把持をもたらす．欠損部顎堤を被覆するとともに，上顎全部床義歯や多数歯欠損症例の上顎部分床義歯では硬口蓋を被覆することが多い．

1. 床用材料からの分類

　レジン床と**金属床**に分類される（**表6-1**，**図6-7**）．義歯床による口蓋部被覆は異物感や構音困難を訴えやすい．金属床は強度に優れ，破損，変形，たわみが少なく，義歯床や大連結子を薄く小さくできるので異物感や構音への悪影響が少ない．金属床義歯ではフィニッシュライン（フレームワークとレジンの接合境界線）の設定が必要となる．

2. 義歯表面の名称（**図6-8**）

①粘膜面：基底部粘膜に接している義歯床面．基底面，印象面ということがある．
②咬合面：人工歯咬合面．

③研磨面：粘膜面，咬合面以外の義歯床面．義歯製作の段階で研磨が行われる面．人工歯の唇頬側・舌側面を含む．
④床縁：粘膜面と研磨面との境界部分．

表6-1　金属床とレジン床の比較

	金属床	レジン床
強度	優れる*	劣る
たわみ	小さい*	大きい
異物感	小さい*	大きい
熱伝導度	大きい*	小さい
設計の自由度	大きい*	小さい
吸水性	ない*	大きい
適合性	優れる*	劣る
製作過程	複雑	単純**
修理	困難な場合がある	容易**
リライン，リベース	困難	容易**
価格	高価	安価**

＊金属床の利点
＊＊レジン床の利点

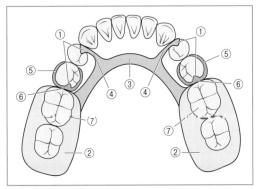

図6-7　部分床義歯（金属床義歯，遊離端義歯）の構造
①レスト，②義歯床，③大連結子（本図ではリンガルバー），④小連結子，⑤支台装置，⑥隣接面板，⑦人工歯

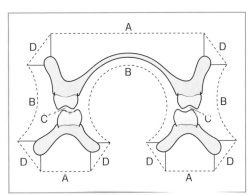

図6-8　義歯表面の名称
Ａ：粘膜面，Ｂ：研磨面，Ｃ：咬合面，Ｄ：床縁

Ⅱ　人工歯

失われた歯の代わりとなる人工の歯.

1. 材質からの分類
1) 陶歯
①長所：耐摩耗性，咀嚼能率に優れる.
②短所：咬合調整がややむずかしい. 耐衝撃性
　に劣り破折しやすい. 咬合音が問題となりや
　すい. 床用レジンと化学的に結合しない.

2) レジン歯
①長所：粘りがあり破折しにくい. 咬合調整が
　容易である. 床用レジンと化学的に結合す
　る. 咀嚼圧を吸収しやすい.
②短所：耐摩耗性に劣り，咬合高径の低下を生
　じやすい.

3) 硬質レジン歯
　レジン歯の長所をもち，さらにレジン歯より
も耐摩耗性が優れている.

4) 金属歯
　金属のため臼歯部人工歯として優れた特性を
もつが，審美性に劣る.

2. 人工歯の選択
　人工歯の形態，大きさ，色調，材質を選択す
る.

1) 前歯
　審美性を重視する. 顔型，性格，性別，年
齢，体質，皮膚色等を考慮する.
①SPA要素：**性別**(sex)，**性格**(personality)，
　年齢(age)による前歯部人工歯の色調と形態
　の選択.

2) 臼歯
　咀嚼機能を重視する. 咬合面形態による分類
を以下に示す.
①解剖学的人工歯(咬頭傾斜角30°以上)：咀嚼
　能率が高い.
②機能的人工歯(咬頭傾斜角20°付近)
③非解剖学的人工歯(無咬頭歯等)

3. 人工歯選択のガイド
1) シェードガイド
　各個人に最も適した色の選択に用いる色見

本. 歯冠補綴装置や有床義歯の製作時等に使用
される. 色調選択時には，歯を湿潤させ，自然
光下で，距離をおいて観察する. 長時間見つめ
ず，すみやかに選択する. 皮膚の色等も考慮す
る.

2) モールドガイド
　各個人に最も適した形態の選択に用いる型見
本. 人工歯の選択に用いられる.

Ⅲ　支台装置

　支台装置とは可撤性および固定性の補綴装置
を支台歯に連結する装置である. 部分床義歯の
主な支台装置は**クラスプ**と**アタッチメント**であ
る. 支台装置は義歯を適切な位置に保つための
装置であり，義歯の離脱力に対する抵抗(**維
持**)，咬合力の負担(**支持**)，側方力に対する抵
抗(**把持**)の作用をもつ. 欠損部に隣接する歯に
設置する支台装置を直接支台装置，欠損部から
離れた歯に設置される支台装置を間接支台装置
という. 間接支台装置は義歯の回転に抵抗す
る.

1. クラスプ
1) エーカースクラスプの基本的構造
　維持，支持，把持の機能をもつ. 維持は歯面
のアンダーカット領域に入る鉤腕が，支持は咬
合面レストが，把持は歯面のアンダーカット領
域に入らない鉤腕が主にその役割を担う(**図
6-9**). 義歯床とクラスプの連結部は鉤脚また
は小連結子である.
　サベイヤー(平行測定装置)を用いてアンダー
カットの位置・量，着脱方向を決める. **サベイ
ング**によって得られた**サベイライン**の歯頸部側
がアンダーカット領域となり，この領域に設定
された鉤腕が維持機能を担う. サベイラインの
咬合面側・切縁側に設定された鉤腕は把持機能
を担う.

2) クラスプの分類
(1) 製作方法による分類
鋳造鉤：鋳造法によって製作されるクラスプ.
線鉤：金属線を屈曲して製作されるクラスプ.
コンビネーションクラスプ：鋳造鉤と線鉤を組

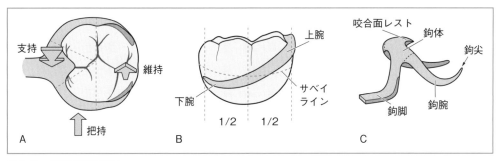

図6-9　クラスプの構造
A：咬合面観，B：頬側面観（アンダーカットに入っている下腕が離脱に抵抗する），C：クラスプ各部の名称

み合わせたクラスプ．

（2）形態による分類

環状鉤：支台歯の歯冠をとりまくように鉤腕が走行するクラスプ．レスト付き二腕鉤，リング鉤，双歯鉤等．

バークラスプ：歯槽部を支台歯に向かって横走し，歯頸部側から支台歯のアンダーカット部に鉤腕が向かうクラスプ．ローチ鉤（ローチクラスプ），RPI鉤（RPIクラスプ）．

コンビネーションクラスプ：唇頬側と舌側で形態の異なるアームをもつクラスプ．環状鉤とバークラスプを組み合わせたクラスプ等．

3）代表的なクラスプ

（1）レスト付き二腕鉤

咬合面レストと2本の鉤腕からなる環状鉤．鋳造鉤と線鉤がある．鋳造鉤をエーカースクラスプともよぶ．強固な支持・維持・把持が特徴である．

（2）RPI鉤（RPIクラスプ）（図6-10）

近心レスト，隣接面板，Iバーからなる支台装置（鋳造鉤）．近心レストは支持，Iバーは維持，隣接面板は着脱方向の規制が主な役割である．

（3）ローチ鉤（ローチクラスプ）

義歯床あるいは連結子から起こり歯槽部を横走して支台歯のアンダーカットに鉤尖が位置するバークラスプ（鋳造鉤）．

（4）双子鉤

レスト付き二腕鉤を鉤体部で背中合わせに結合し，隣接する2歯に設置するクラスプ．

4）ノンメタルクラスプデンチャー

クラスプを義歯床用樹脂で製作した部分床義

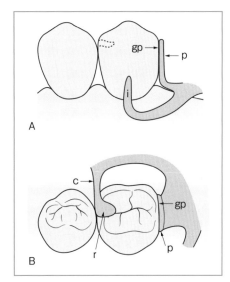

図6-10　RPI鉤
i：Iバー，r：レスト，p：隣接面板，c：小連結子，gp：ガイドプレーン
A：頬側面観，B：咬合面観

歯．審美性に優れるが，支台歯歯頸部の被覆による歯周病，クラスプの破折等が問題となる．

2．アタッチメント

パトリックスとマトリックスとからなる支台装置．支台歯に設置される固定部と義歯床につける可撤部が嵌合することにより支台歯と義歯を連結し，維持・支持・把持を得る．

1）アタッチメントの特徴（クラスプとの比較）

①長所：審美的である，機能障害が少ない，支台歯の負担が軽減できる（力を支台歯の長軸方向に伝える），的確な維持力が得られる．

②短所：歯質削除量が多い，製作過程が複雑で

VI編　歯の欠損と治療

157

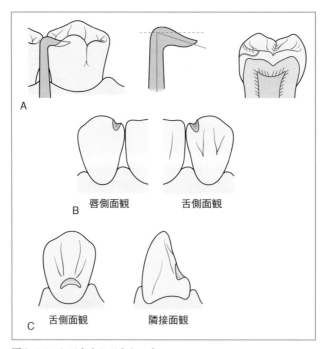

図6-11　レストとレストシート
A：咬合面レストと咬合面レストシート，B：切縁レストシート，C：基底結節レストシート

ある，修理が困難である．

2）分類

(1) 歯冠外アタッチメント

固定部が支台歯の外側にあるアタッチメント．歯質削除量は少ないが，支台歯の傾斜・回転や不潔域の問題が生じることがある．

(2) 歯冠内アタッチメント

固定部が支台歯の歯冠形態内にあるアタッチメント．歯質削除量は多いが，歯の長軸方向に咬合力を伝達しやすい．

(3) 根面アタッチメント

根面またはインプラントを支台とするアタッチメント．歯冠歯根比を改善できるため支台歯は側方力を受けにくい．Oリングアタッチメントや磁性アタッチメント等がある．オーバーデンチャーの支台装置として使用される．

①磁性アタッチメント：根面板上のキーパーと義歯床内の磁石構造体との間の吸引力を利用した装置．

(4) バーアタッチメント

離れた支台歯間を連結するバーとバーを把持するために義歯床粘膜面に設置された鞘状の装置（スリーブ）からなるアタッチメント．

3）オーバーデンチャー

歯根あるいはインプラントを義歯床で被覆する可撤性義歯．少数歯残存症例に用いられ，歯冠部を削除した根面にOリングアタッチメントや磁性アタッチメント等を装着する．歯根を支持に使う場合は歯根膜粘膜支持となる．インプラントを支持に使う場合はインプラント体-粘膜支持となる．

3. テレスコープクラウン

外冠と内冠からなる二重の金属冠．二重の金属冠の摩擦力あるいはくさび効果を利用した支台装置である．内冠の軸面が平行なパラレルテレスコープクラウンと咬合面に向かって一定の傾斜角をもつコーヌステレスコープクラウンがある．

4. レスト（図6-11）

支台歯の**レストシート**に適合する金属製の突起．咬合力の支台歯への伝達，義歯の沈下防止，義歯の横揺れ防止，食片圧入の防止，咬合

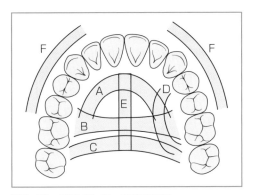

図6-12　パラタルバーの設定位置
A：前パラタルバー，B：中パラタルバー，C：後パラ
タルバー，D：側方パラタルバー，E：正中パラタル
バー，F：外側バー

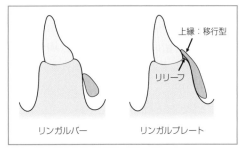

図6-13　下顎大連結子の設定位置

接触の回復等の役割がある．部位によって，咬
合面レスト，切縁レスト，基底結節レストとよ
ばれる．

　レストの幅と厚みの確保，支台歯の歯軸方向
への咬合力の伝達等のためにレストシートを支
台歯に形成する．対合歯との早期接触や咬合干
渉を避ける効果もある．義歯の装着の際には支
台装置と支台歯の適合確認のためにレストとレ
ストシートの適合を確認する．

5. 隣接面板

　ガイドプレーンは支台歯の軸面に義歯の着脱
方向と平行に形成される平面であり，ガイドプ
レーンに接するように義歯側に設けられた金属
製の板が隣接面板である．義歯の着脱方向への
誘導，支台歯への側方力の軽減（横揺れ防止），
食片圧入の防止等が隣接面板の役割である．

6. フック，スパー

　フック，スパーは部分床義歯の安定を得るた
めの装置である．フックは支台歯間線を挟ん
で，義歯床とは反対側の切縁隅角部に設置され
る切縁レストのような補助支台装置である．ス
パーは支台歯間線を挟んで，義歯床とは反対側
の歯の舌側面に設置されるレストのような形態
の補助支台装置である．

IV　連結子

　部分床義歯の構成要素であり，離れた位置に
ある構成要素を連結する．大連結子と小連結子
がある．

1. 大連結子

　義歯床と義歯床，あるいは義歯床と間接支台
装置等を連結する．設計にあたり，咬合力の伝
達のために必要な強度の確保，構音障害や異物
感の発生の防止，残存組織への傷害防止に配慮
する．

1）上顎の大連結子

　残存歯歯頸部より5〜6mm離して設定する
のが原則である．

（1）パラタルバー

　口蓋を走行するバータイプの金属装置．幅径
が3〜8mm，厚さは2〜3mmの金属部分であ
る．走行位置により前パラタルバー，中パラタ
ルバー，後パラタルバー，側方パラタルバー，
正中パラタルバーに分類される（**図6-12**）．

（2）パラタルストラップ

　バーよりも薄く，幅径が8〜20mm程度の帯
状の金属装置．装置の幅がバーとプレートの中
間である．パラタルバーと比較して異物感が少
ない．

（3）パラタルプレート

　口蓋を広く被覆した金属装置．薄くできるた
め，パラタルバーと比較して異物感が少ない．
プレートタイプは粘膜負担要素が増す．

2) 下顎の大連結子

(1) リンガルバー

下顎の残存歯の舌側粘膜面に設置されるバータイプの金属装置（**図6-13**）．幅は4〜5mm，厚さは2.5mmで，リンガルバーの上縁を歯肉縁から3mm以上離す．

(2) リンガルプレート

下顎の残存歯の舌側粘膜面に設置され，舌側歯槽部を幅広く覆う金属装置．プレート上縁が残存歯の舌側面の一部を被覆する場合には**リンガルエプロン**という．

3) 外側バー

残存歯の口腔前庭部に設置される金属製の大連結子．前歯部に用いられる唇側バー，臼歯部に用いられる頬側バーがある．残存歯舌側粘膜面に大連結子が設置できないときに用いることがある．

4) 製作法による分類

①鋳造バー
②屈曲バー

2. 小連結子

クラスプやレスト等を義歯床や大連結子に連結する装置．支台装置の脚部は小連結子である．

Ⅴ 全部床義歯の製作過程（表6-2）

1. 医療面接と診察，検査，診断，治療計画

医療面接と診察，検査，診断を行い，治療計画を立てる．研究用模型による検査，場合によってはエックス線画像による検査等を行う．使用中の義歯の観察によって義歯製作に有益な情報が得られる．

2. 前処置

前処置が必要な症例では，補綴的処置や外科的処置等から治療方法を選択する．

①義歯床下粘膜異常：義歯の調整，ティッシュコンディショナーによる粘膜調整等．
②咬合状態の異常：義歯の咬合位の調整，修正．
③異物，残根等：摘出，抜歯．
④**義歯性線維腫**：義歯の床縁調整や粘膜調整，外科的切除．
⑤**フラビーガム**：義歯の調整や粘膜調整．無圧印象と作業用模型のリリーフ等で対処することが多い．外科的切除を行うこともある．
⑥頬小帯等の付着異常：義歯床縁部削除，外科的切除．
⑦骨鋭縁，骨隆起：歯槽堤整形術．作業用模型

表6-2 全部床義歯の製作過程

治療室	技工室
医療面接と診察，検査，診断，治療計画，前処置	
概形印象採得	研究用模型*の製作
	個人トレーの製作
精密（最終）印象採得	作業用模型の製作
	咬合床の製作
顎間関係の記録**	咬合器装着
ゴシックアーチ描記***	ゴシックアーチ描記装置の取りつけ
	下顎作業用模型の咬合器再装着
人工歯の選択	人工歯排列
	歯肉形成
ろう義歯の試適	ろう義歯の埋没，レジン重合
	咬合器再装着，削合
	研磨
義歯の装着，調整	
義歯装着後の管理	

*研究用模型は検査および個人トレーの製作に用いられる．
**フェイスボウトランスファーを行うことがある．
***ゴシックアーチ描記を行わないことがある．

のリリーフ等で対処することが多い．

3．印象採得

無歯顎印象採得では通常2回の印象採得（概形印象と精密印象）を行う．

1）概形印象採得

①目的：研究用模型，個人トレーの製作，仮設計

②トレー：**既製トレー**

③印象材：アルジネート印象材，モデリングコンパウンド

2）精密印象採得

①目的：作業用模型の製作

②トレー：**個人トレー**

③印象材

筋圧形成：モデリングコンパウンド，シリコーンゴム印象材（パテタイプ）

ウォッシュインプレッション：シリコーンゴム印象材，酸化亜鉛ユージノール印象材

4．咬合採得（顎間関係の記録）

歯があったときの中心咬合位と推測される下顎位に上下顎人工歯の咬頭嵌合を設定する．

1）仮想咬合平面の設定

鼻聴道線と**瞳孔線**に平行とし，前歯部は上唇下縁と一致するように，**咬合平面設定板**を用いて咬合堤を修正する．

その他の基準として，下唇上縁と左右レトロモラーパッド中央部よりなる平面，上下顎顎堤頂間隙の中央，舌背の高さ等がある．

2）垂直的顎間関係記録法（咬合高径の設定）

上下顎の皮膚上の標点間の距離をノギスを用いて測定し，下顎安静位の値から安静空隙（2〜3mm）を差し引いた距離を咬合高径とする下顎安静位利用法を用いるのが一般的である．

その他に，発音，嚥下，咬合力を利用する方法や顔面計測値を利用する方法等がある．

3）水平的顎間関係記録法

ゴシックアーチ描記装置（ゴシックアーチトレーサー）を用いて，定められた咬合高径で下顎の前後運動および側方運動を記録するゴシックアーチ描記法を行う．下顎の最後退位を交点として，左右の側方限界運動時に水平面上に描

かれる経路が**ゴシックアーチ**とよばれる．水平的顎位の決定や診断に用いる．

その他に，反復咬合運動を行わせる方法，嚥下運動を利用する方法等がある．

4）一般的な顎間関係の記録方法

上下顎咬合床を用いて顎間関係を記録する．

（1）上顎咬合床の調整

自然な口もと（リップサポート）を回復するよう咬合堤の豊隆度を修正する．前歯部咬合堤の高さを上唇下縁に一致させ，咬合平面設定板を使用して咬合堤の咬合面を鼻聴道線，瞳孔線と平行にする（仮想咬合平面の設定）．

（2）下顎咬合床の調整

下顎咬合堤の高さを下唇上縁およびレトロモラーパッド中央部と一致させる．

（3）顎間関係の記録

下顎安静位利用法等を用いて咬合高径を決定する．仮想咬合平面を設定した上顎咬合床と咬合堤を均等に軟化した下顎咬合床を口腔内に装着し，適正な位置に下顎を誘導し閉口させる．垂直的顎間関係記録と同時に水平的顎間関係記録も行われる．

垂直的顎間関係記録により作業用模型を咬合器に装着後，ゴシックアーチ描記法により水平的顎間関係を記録することがある．

（4）標示線の記入

顎間関係の記録時に標示線を上下顎咬合堤の唇側面に記入する．人工歯選択と排列の基準とする．標示線には正中線，口角線，鼻幅線（鼻翼幅線），上唇線，下唇線がある．左右の口角線間の距離は上顎6前歯の幅径と，鼻幅線は上顎犬歯尖頭の位置と一致する．上唇線と下唇線は咬合状態のまま笑ったときの口唇の位置を示し，前歯の歯頸線の位置の指標になる．

5）フェイスボウによる記録

上顎模型を咬合器に付着する際にフェイスボウトランスファーを行うことがある．

5．人工歯の選択

前歯部では審美性が，臼歯部では機能が重視される．臼歯部は顎堤の吸収状態，対向関係，近遠心的傾斜等の条件によって選択される．

人工歯の選択にはシェードガイドとモールド

表6-3　部分床義歯（レジン床義歯）の製作過程

診療室	技工室
医療面接と診察，検査，診断，治療計画，前処置（抜歯，歯周治療，歯冠補綴装置の装着など） 概形印象採得	 研究用模型の製作 サベイング，仮設計 個人トレーの製作
前処置（レストシートの形成など） 精密印象採得	 作業用模型の製作 サベイング，設計 支台装置・フレームワークの製作** 咬合床の製作
顎間関係の記録* 人工歯の選択	咬合器装着 支台装置・フレームワークの製作** ろう義歯（人工歯排列・歯肉形成）
ろう義歯の試適	ろう義歯の完成 埋没，レジン重合，咬合器再装着，削合，研磨
義歯の装着，調整 義歯装着後の管理	

*フェイスボウトランスファーを行うときがある．
**支台装置・連結子やフレームワークの製作時期は症例により異なる．支台装置・連結子を基礎床に結合させた咬合床により，また，フレームワークを使用した咬合床により，顎間関係の記録を行う．または作業用模型を咬合器にマウントしてから支台装置・連結子やフレームワークを製作し，ろう義歯に使用する．

ガイドを用いる．

6. ろう義歯の試適

咬合床に人工歯排列，歯肉形成を行う．この過程を終了した状態をろう義歯という．試適時には患者から同意を得る．

［ろう義歯試適時の点検項目］

咬合関係（咬頭嵌位，咬合高径），審美性（人工歯の色調・大きさ・形態，人工歯排列位置，歯肉部の状態），構音機能（人工歯排列位置，歯肉部の状態），義歯床外形線．

7. 義歯の装着と調整

ろう義歯の試適終了後に，重合用フラスクに埋没，流ろう，レジン填入，重合，削合，研磨を行い，義歯を完成させる．

1）義歯の装着および調整時の点検調整項目

①義歯床縁の位置の調整
②粘膜面の調整：適合試験材を用いて粘膜面の適合状態を検査し過剰圧迫部等を調整する．
③咬合接触状態の調整：咬合紙やオクルーザルインディケーターワックス等により検査を行う．

2）患者指導

義歯の着脱方法や清掃方法，リコールの必要性等．

Ⅵ　部分床義歯の製作過程（表6-3）

1. 医療面接と診察，検査，診断，治療計画

医療面接と診察，検査，診断を行い，治療計画を立てる．研究用模型による検査，エックス線画像による検査等を行う．使用中の義歯の観察によって義歯製作に有益な情報が得られる．

2. 前処置

①歯に対する保存的および外科的処置：歯冠修復処置，歯内療法，歯周治療，抜歯．
②補綴的処置：**ガイドプレーン・レストシートの形成**，歯冠形態の修正，歯冠補綴装置等の装着，咬合位・咬合平面等の修正等．
③顎堤等に対する処置：フラビーガム，義歯性線維腫，骨隆起等に対する処置等．

3. 印象採得

残存歯と顎堤粘膜の印象採得を同時に行うた

め弾性印象材を用いる.

通常2回の印象採得（概形印象と精密印象）を行う.

1) 概形印象採得

①目的：研究用模型，個人トレーの製作，仮設計

②トレー：**既製トレー**

③印象材：アルジネート印象材，モデリングコンパウンド等

2) 精密印象採得

①目的：作業用模型の製作

②トレー：**個人トレー**

③印象材

筋圧形成：モデリングコンパウンド，シリコーンゴム印象材（パテタイプ）等

ウォッシュインプレッション：シリコーンゴム印象材，アルジネート印象材と寒天印象材

4. 義歯の設計

サベイヤーにより**サベイライン**を模型上に表示する．着脱方向を決定し残存歯の最大豊隆部や軟組織の最大突出部を描記する．これによって支台装置，連結子等の設計を行う.

5. 顎間関係の記録（咬合採得）

咬合採得用シリコーンゴム材や咬合床等で咬合採得を行う．多数歯欠損の症例では，無歯顎症例とほぼ同様の過程で咬合採得を行う．必要に応じて，標示線を上下顎咬合堤の唇側面に記入し，人工歯選択と排列の基準とする．人工歯の色調，形態，大きさ等の選択を行う．フェイスボウトランスファーを必要に応じて行う.

技工室では咬合器装着，人工歯排列，歯肉形成を行い，ろう義歯を完成させる.

6. ろう義歯の試適

審美性と咬合関係，支台装置の適合性等のチェックを行う．試適時には患者から同意を得る.

7. 部分床義歯の装着と調整

ろう義歯の試適終了後に，重合用フラスコに埋没，流ろう，レジン填入，重合，削合，研磨を行い，義歯を完成させる.

(1) 義歯装着時の調整

装着にあたり，支台装置と支台歯の適合，大連結子・義歯床と粘膜との適合，維持力，咬合の順に確認・調整を行う．レストとレストシートの適合状態を目視と適合試験で確認する．不適合ならば調整を行う.

(2) 患者指導

義歯の着脱方法や清掃方法，リコールの必要性等.

8. フレームワークの製作過程

金属床義歯の**フレームワーク**は顎間関係記録前に製作する場合と顎間関係記録後に製作する場合がある．製作後に口腔内試適を行い，適合状態を確認する.

フレームワークではフィニッシュライン（フレームワークとレジンの境界線）の設定を行う.

[フレームワークを顎間関係記録前に製作する場合]

①義歯設計後に，作業用模型を印象採得し，耐火模型を製作する．耐火模型上でフレームワークのワックスパターンを製作し，鋳造して完成させる.

②フレームワークの口腔内試適を行う.

③フレームワークに常温重合レジンによる基礎床とパラフィンワックスによる咬合堤を付与する.

④通法により咬合採得を行い，咬合器に装着する.

Ⅶ　メインテナンスと修理

1. 取り扱い方法

(1) 義歯の着脱方法の指導

(2) 義歯の保管法

水を入れた専用容器に保管する.

(3) 義歯用ブラシによる機械的清掃と義歯洗浄剤による化学的清掃

カンジダ菌はレジン床に定着しやすい．顎堤に接する粘膜面の清掃を十分に行う．部分床義歯ではクラスプの内面や歯に接する義歯床を，あわせて義歯に接する残存歯も丁寧に清掃す

る．義歯洗浄剤は超音波洗浄器との併用が効果的である．歯石様沈着物には酸が有効であるが，酸は金属を腐食する．歯石様沈着物や色素沈着物はプロフェッショナルケアで除去する．

(4) 手用歯ブラシ，タフトブラシ，歯間ブラシ等による残存歯の清掃

(5) 粘膜の清掃

要介護者等で舌苔や食物残渣等が存在する場合には粘膜ブラシ等を用いて除去する．

(6) 食事指導

装着当初は軟らかいものを小さくきざみ，ゆっくり食べる．

(7) 就寝時の義歯非装着

就寝時には義歯を外すのが原則である．ブラキシズムによる残存歯の過剰負担，残存歯による対合顎堤の損傷，顎関節の過剰負担等が生じる場合には，歯科医師の指導下で就寝時にも義歯を装着する．

(8) 義歯の誤飲・誤嚥の防止

誤飲・誤嚥の可能性と危険性を説明する．不適合な義歯で起こりやすい．

2．リコール

義歯や義歯床下粘膜，支台歯，咬合等の問題を発見し早期に対応するためにリコールを行う．

3．義歯床の不適合

適合試験を行い，不適合の程度により処置を行う．

1) 義歯床による過剰圧迫部位の削除

2) リラインおよびリベース

不適合になった義歯床を再適合させる方法．人工歯や咬合関係に問題がないこと，部分床義歯では支台装置等にも問題がないことが前提となる．

(1) リライン

義歯床粘膜面の1層を新しい床用材料（リライン材）に置き換える方法．粘膜面の不適合以外には義歯床に問題がない義歯に対して行われる．

直接法：床用材料を添加して口腔内に圧接する方法．

間接法：義歯床を用いて印象採得を行い，技工室で印象材と床用材料との置き換えを行う方法．

(2) リベース

人工歯部のみを残して義歯床部分を新しい床用材料に交換する方法．繰り返される義歯床の破折，床用レジンの劣化や変色等の問題がある場合にはリベースが適応となる．間接法で床用材料を交換する．

4．義歯床の破折

原因究明を行い，義歯の修理を行う．義歯床の不適合が原因ならばリラインやリベースを，不適切な咬合関係が原因ならば，咬合調整，咬合面再形成等も修理時に行う．

強度を高め破折を防止するために，レジン床義歯では義歯新製時または義歯修理時に補強線（金属線）を義歯床内に埋め込むことがある．

5．人工歯の咬耗，破損，脱落

1) 咬耗

人工歯の咬耗により変化した咬合状態を適切な状態に回復する．

①咬合調整

②人工歯の交換

③咬合面再形成：レジン等により人工歯咬合面を再構成する．

2) 破損，脱落

人工歯の破折では新しい人工歯を，人工歯の脱落では脱落した人工歯または新しい人工歯を用いて常温重合レジンにて修理する．

3) 増歯（人工歯の追補）

支台歯やその他の残存歯が失われた場合には人工歯と義歯床部分を義歯に追加する．

6．支台装置の不適合，破損

義歯床の不適合や支台装置の強度不足等により不適合や破損が生じる．支台装置の機能が不十分になった場合には調整や再製作を行う．支台装置や連結子（連結装置）が破損した場合には，支台装置や連結子の再製作や義歯の再製作を行う．

修理のために支台装置や連結子を製作する場

合には，模型上で製作を行うために印象採得を
行う．

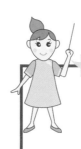

国試に出題されています！

問　70歳の女性．下顎部分床
義歯の落下による義歯床破折修
理を希望して来院した．正中部
で破折するまでは，適合性に問
題はなく快適に使用していたと
いう．修理後の義歯粘膜面の写
真を示す．義歯床内に埋入され
ている金属線を使用した目的は
どれか．1つ選べ．（第30回/
2021年）

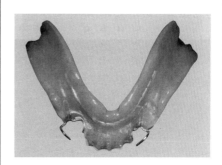

a. 強度の向上
b. 自浄性の向上
c. 弾力性の向上
d. 適合性の向上

答　a

支台築造

Ⅰ　支台築造

　適切な支台歯形態を得るために，歯冠部の歯質欠損を金属，コンポジットレジン等で補うこと（**図6-14**）．失活歯では支台築造が行われるが，生活歯でも行われることがある．失活歯の支台築造後に発生する問題は脱落，二次う蝕，歯根破折等である．

1．支台築造の目的

　崩壊した支台歯形態の回復，残存歯質の補強，保持形態の付与，適合性の向上．

2．材料からみた築造方法

1）コンポジットレジンによる方法

　コンポジットレジンによって支台築造を行う方法．直接法と間接法の両者に使用できる．生活歯および失活歯に用いるが，歯冠部の崩壊が進んだ歯や歯肉縁下に至る歯質欠損では使用を控える．コンポジットレジンの弾性係数は象牙質に近く，歯質と接着するため，歯質破折の危険性が金属よりも低い．歯冠部歯質の量が少なくコア部を保持できないときには，ポスト孔を形成し**金属ポスト**または**ファイバーポスト**を用いる．ファイバーポストの特徴として①弾性係数が象牙質に近い，②支台築造用コンポジットレジンとの接着に有利である，③金属アレルギー対策に有効であるがあげられる．

　メタルフリーの補綴装置では審美性の点からコンポジットレジンによる支台築造が好ましい．

2）金属による方法

　鋳造法によって製作された金属の築造体を用いる方法．失活歯に用いる．

3）セメントによる方法

　リン酸亜鉛セメント，グラスアイオノマーセ

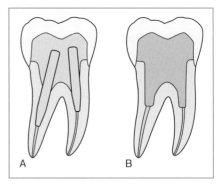

図6-14　臼歯部における支台築造
A：レジンと既製ポストの併用，B：鋳造体
大きな歯質欠損を伴う臼歯部では，レジンと既製ポスト併用による支台築造，鋳造体による支台築造が一般的である．

メント等のセメントを用いる方法．歯冠部歯質の欠損が小さい生活歯および失活歯に用いる．セメントの強度が劣るため歯冠部の崩壊が大きい場合には使用できない．

3．築造窩洞形成時の注意点

1）ポスト孔の形成

　歯冠部の残存歯質が不十分で，コアの維持にポストが必要な場合にはポスト孔を形成する．

　ポスト孔の形成には，根管充填材を除去するためにピーソーリーマーを使用し，ついで根管壁を整えるために根管バー（根管形成用バー）を使用する．直接法では窩洞のアンダーカットは許容されるが，間接法ではアンダーカットがない築造窩洞が必要である．歯質削除量の点では直接法が間接法よりも優れる．

2）フェルール効果

　失活歯の支台歯形成が完成したときに，フィニッシュラインより2mm以上の健康な歯質が支台歯全周にあると，クラウンが残存歯質を抱え込み，歯根破折を防止する．この効果をフェ

ルール効果(帯環効果)という.

Ⅱ 直接法

直接法の特徴として,①支台築造,支台歯形成,印象採得が同日に可能である,②歯質削減量が少ない(窩洞にアンダーカットがあってもよい),③形態付与が難しい等があげられる.

1. 成形材料による築造

コンポジットレジンやセメントが直接法に用いられる.

2. コンポジットレジンと既製ポストによる築造

築造窩洞を形成し,ポスト孔に適する既製金属ポストまたはファイバーポストと支台築造用コンポジットレジンを用いて,支台築造を行う.歯面には接着のための所定の歯面処理,金属ポストには金属接着性プライマーの塗布,ファイバーポストにはシラン処理等を行う.

Ⅲ 間接法

間接法の特徴は,①適正な支台歯形態が得られやすい,②チェアタイムが短い,③来院回数が増える,④接着性材料を使用する場合は使用する仮着材の影響がある等があげられる.

築造窩洞形成,印象採得(シリコーンゴム印象材による連合印象法や寒天アルジネート連合印象法等),作業用模型の製作を行い,作業用模型で築造体の製作を行う.シリコーンゴム印象材を用いてポスト孔の印象を行う際には,スクリューバー,レンツロを低速回転で用いるとポスト孔の先端まで印象材を送入できる.

築造体の装着時には築造体および歯面に必要な処理を行う.

1. コンポジットレジンによる築造

支台築造用コンポジットレジンを用いて築造体を製作する.口腔内への装着はシラン処理を行った後,支台築造用コンポジットレジンあるいは接着性レジンセメントで行う.

2. コンポジットレジンと既製ポストによる築造

作業用模型上でファイバーポストあるいは既製金属ポストと支台築造用コンポジットレジンを用いて築造体を製作する.口腔内への装着はシラン処理を行った後,支台築造用コンポジットレジンあるいは接着性レジンセメントで行う.

3. 鋳造体による築造

鋳造法によって製作された築造体(メタルコア)を,築造窩洞に接着性レジンセメント等で装着する.平行性のない複数のポスト孔を有する歯では分割築造(分割コア)を行う.

Ⅵ編 歯の欠損と治療

167

クラウン（固定性補綴装置）

Ⅰ　クラウンの特徴と分類

1．特徴

　歯の形態（審美性）と機能（咀嚼，構音）を回復するために装着される固定性の補綴装置．

　大きな歯質欠損（歯冠崩壊），変色歯（審美性の改善），ブリッジの支台装置，動揺歯の連結固定等に用いられる．

2．分類

　クラウンは被覆冠とポストクラウン（継続歯）に分類される（**表6-4**）．被覆冠はさらに全部被覆冠と部分被覆冠に区分される．

Ⅱ　部分被覆冠

　全部被覆冠と比べて，①歯質削除量が少ない，②歯周組織に対する刺激が少ない，③審美性に優れる，④保持力や強度が劣る，⑤二次う蝕になりやすいという特徴がある．

1．3/4冠（3/4クラウン）

　前歯の唇側面を除く3歯面（隣接面と舌面）を被覆する部分被覆冠（**図6-15**）．

2．4/5冠（4/5クラウン）

　臼歯の頬側面を除く4歯面（隣接面，舌面，咬合面）を被覆する部分被覆冠（**図6-16**）．

3．7/8冠（7/8クラウン）

　上顎大臼歯の近心頬側面を形成せずに歯質を残し，歯冠の他の部位を金属で覆う部分被覆冠．

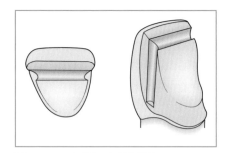

図6-15　3/4冠の支台歯形態

表6-4　クラウンの種類

			適応部位	歯髄の有無
被覆冠	部分被覆冠	3/4冠	前歯	生活歯
		4/5冠	臼歯	生活歯
		7/8冠	上顎大臼歯	生活歯
		ピンレッジ	前歯	生活歯
		プロキシマルハーフクラウン	臼歯	生活歯
		アンレー	臼歯	生活歯，失活歯
		ラミネートベニア	前歯，（臼歯）	生活歯
		接着性ブリッジの支台装置	前歯，臼歯	生活歯
	全部被覆冠	全部金属冠	臼歯	生活歯，失活歯
		前装冠	前歯，臼歯	生活歯，失活歯
		ジャケットクラウン	前歯，臼歯	生活歯，失活歯
ポストクラウン（継続歯）			前歯	失活歯

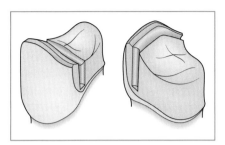

図6-16　4/5冠の支台歯形態

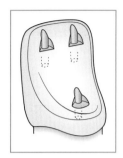

**図6-17　ピンレッジの支台歯
形態**

4. ピンレッジ

前歯舌面にあるピンによって保持を求める部分被覆冠（**図6-17**）.

5. プロキシマルハーフクラウン

臼歯歯冠の近心側1/2または遠心側1/2を覆う部分被覆冠. 通常, 有髄の下顎大臼歯に用いられる.

6. アンレー

臼歯咬合面を被覆する部分被覆冠.

7. ラミネートベニア

唇側面や頬側面の修復に用いる歯冠色のシェル状のベニア. 変色歯や矮小歯等の形態異常歯の審美的回復に主に用いられる. 唇側面表層のみ形成するため歯質削除量は少ない. セラミックスあるいはハイブリッド型コンポジットレジン等で製作され, 接着性レジンセメントで歯面に接着する.

8. 接着性ブリッジの支台装置

支台歯の歯質削除量を最小限にし, 接着性レジンセメントで接着する支台装置.

Ⅲ　全部被覆冠

歯冠部の歯質を削除して歯冠部全体を金属や陶材等によって置き換える補綴装置. 金属冠, 前装冠, ジャケットクラウンに分類される. 支台装置によって支台歯形態が異なる. 生活歯にも失活歯にも用いる.

1. 全部金属冠

金属材料を用いて製作された全部被覆冠. 大臼歯部での使用頻度が高い. 鋳造法あるいはCAD/CAMシステムにより製作され, それぞれ全部鋳造冠, CAD/CAMクラウンとよばれる. 強度, 適合性, 形態再現性に優れるが, 金属のため審美性の点で劣る. 著しい歯冠崩壊の臼歯, ブリッジの支台装置等に用いる.

2. 前装冠

外観に触れる唇側・頬側部分に歯冠色の前装用材料を用いた全部被覆冠. 審美性が要求される前歯や小臼歯等に用いる. 前装用材料のスペースを確保するために唇側面・頬側面の歯質削除量が大きい.

1) 陶材焼付冠

メタルコーピングに歯冠色陶材を焼き付けた前装冠. 陶材は色調の再現性, 耐摩耗性, 組織親和性に優れる.

2) レジン前装冠

メタルコーピングに歯冠色レジンを重合した前装冠. レジンは陶材と比べて強度, 耐摩耗性, 化学的安定性に劣り, 長期的には変色・咬耗が問題とされていた. ハイブリッド型コンポジットレジンが開発され, 欠点が改善されている.

3. ジャケットクラウン

審美性の優れた材料のみで製作された全部被覆冠.

1) レジンジャケットクラウン

審美性に優れるが, 歯質削除量が多いことが

欠点である．オールセラミッククラウンと比べると化学安定性，組織親和性，耐摩耗性，吸水性等で劣る．ハイブリッド型コンポジットレジンの開発により欠点が著しく改善され，臼歯でも使用可能となっている．

2）オールセラミッククラウン

セラミックスで製作された全部被覆冠．セラミックスのコーピング（フレーム）に歯冠色陶材を築盛する方法と高強度・審美性を備えたセラミックス単体で製作する方法とがある．天然歯に近い色調と透過性を再現でき審美性に優れた補綴装置である．従来，耐衝撃性，破折や歯質削除量の多さが欠点とされていたが，機械的強度は著しく向上している．

Ⅳ　ポストクラウン（継続歯）

歯冠部とポストが一体化している歯冠補綴装置．現在ではほとんど使用されていない．

Ⅴ　プロビジョナルレストレーション

歯冠補綴装置の製作過程で製作される暫間的な装置．

1．目的

支台歯（歯質・歯髄）と歯周組織の保護，歯列の保全（対合歯・隣在歯との接触関係の回復，歯の移動防止），機能（咀嚼・構音等）の回復，審美性の回復，診断・治療方針の確認（補綴装置の設計判断）．

2．製作方法

直接法には，既製冠（樹脂冠）を使用する方法と既製冠を使用せずに常温重合レジンのみで製作する方法がある．後者の方法には，餅状レジンを支台歯に圧接する方法と支台歯形成前に印象採得を行い，支台歯形成後に常温重合レジンを印象体に盛り，歯列に圧接する方法とがある．いずれの方法においても支台歯に適合させた後に，形態修正，咬合調整，研磨を行う．破折や咬耗の危険性があるため，長期間使用するときには金属を用いることがある．

準備する器材には既製樹脂冠（既製冠を用いる場合），印象材・印象用トレー（印象採得を行う場合），常温重合レジン，ゴムダッペン，筆，分離材，ストレートハンドピース，形態修正用バー（技工用カーバイドバー等），研磨用ポイント，咬合紙・咬合紙ホルダー等がある．

既製樹脂冠（レジン冠）を用いた場合の製作過程は以下のとおりである．

①支台歯に適した既製冠を選択する．
②既製冠を試適し，修正する．辺縁部を支台歯のフィニッシュラインに可及的に適合させる．
③支台歯等にワセリン等の分離材を塗布する．
④筆積み法で常温重合レジンを既製冠に満たしてから，支台歯に圧接する．
⑤レジンの収縮による撤去困難を避けるため，硬化前に数回着脱を行う．
⑥硬化後に形態修正，隣接歯との接触状態（接触点）の調整，咬合調整，研磨を行う．

3．プロビジョナルレストレーション製作時の注意事項

①支台歯形成面の完全な被覆：歯質，歯髄，支台築造の保護．
②歯冠形態の適切な回復：カントゥアの適切な回復，隣在歯との適切な接触関係，適切な咬合面形態（咬頭嵌合位や偏心位での接触関係）．
③研磨：歯周組織への為害作用を防止するために，歯頸部周囲の研磨が特に重要である．

4．仮着

プロビジョナルレストレーション，クラウン，ブリッジを一時的に装着すること．

1）仮着用セメントに求められる要件

・歯周組織に対する為害作用がない．
・有髄歯に使用する場合には歯髄に対し鎮静作用がある．
・仮着中には脱落しないが，撤去したいときには簡単に撤去できる．
・支台歯の歯面を汚染・変性させずに合着材や接着材の接着力を阻害しない．

2）仮着用セメントの種類

（1）ユージノール系セメント

　歯髄に対し鎮静作用がある．ユージノールによりレジンの重合が阻害される．レジンセメントに用いるプライマーや歯面処理剤の効果を阻害する．歯肉に炎症を起こしやすい．

（2）非ユージノール系セメント

　歯肉に対する刺激が少ない．油成分の残留によりプライマー・歯面処理剤の効果を阻害する．

（3）カルボン酸系セメント

　ポリカルボキシレート系セメントは歯髄刺激が少ない．グラスアイオノマー系セメントは被膜厚さが薄くできる．

（4）レジン系セメント

　維持力が高く，辺縁封鎖性に優れる．

5．仮着時の注意点

　暫間的な装置であり，レジンのもつ強度および耐摩耗性の低さ，プラーク付着性のため，①口腔清掃を適切に行う，②プロビジョナルレストレーション部での硬い食物や粘着性の食物の咀嚼を避ける，③破折時や脱離時にはすぐに来院する等を患者に指導する．

Ⅵ　リコールとメインテナンス

　口腔環境に適し補綴装置特有な形態に対応したプラークコントロールが求められる．隣接面や歯頸部の清掃には歯間ブラシ，デンタルフロスやタフトブラシを歯ブラシとともに用いる．

　クラウンブリッジ装着後，機能的・審美的な問題の有無をリコールによりチェックする．発見される問題点として，支台歯では二次う蝕，歯根破折，辺縁歯肉の退縮，歯周疾患，補綴装置では脱離，破損・破折，咬耗・摩耗があげられる．

　レジン前装冠の前装部の剝離・破折（金属面露出）の場合には，汚染表面処理，金属接着性プライマー処理，オペークレジンと前装レジンの積層充填により修復される．陶材焼付冠では，汚染表面処理，陶材用プライマー処理（シラン処理），金属接着性プライマー処理（金属面露出時），レジンによる修復を行う．

Ⅶ　クラウンブリッジの製作過程

［全部金属冠（前装焼付冠）の製作過程］

1．医療面接と診察，検査，診断，治療計画

　医療面接と診察，研究用模型による検査，エックス線画像による検査等．

2．前処置

　歯内療法，歯周治療等．

3．支台歯形成，プロビジョナルレストレーションの仮着

　無髄歯では支台築造を行った後，支台歯形成を行う．

4．印象採得

1）連合印象法，二重同時印象法

　タイプの異なる印象材を使用する．既製トレーを用いる方法では，寒天印象材とアルジネート印象材を用いる方法（寒天アルジネート連合印象法）とシリコーンゴム印象材（パテタイプとインジェクションタイプ）を用いる方法（連合印象法または二重同時印象法）がある．

（1）寒天アルジネート連合印象法の要点

①歯肉圧排を行う．

②アルジネート印象材を練和してトレーに盛る．

③寒天コンディショナーから寒天のカートリッジを取り出し，シリンジに装着する．

④歯肉圧排糸を取り除き，支台歯周囲に寒天印象材を注入後に，トレーに盛ったアルジネート印象材を直ちに圧接する．

⑤硬化後に歯軸方向に一気に撤去する．

⑥ハイドロコロイド印象材のため，空気中での離液・乾燥，水中での膨潤のため寸法安定性に乏しい．水洗・消毒後に速やかに印象体に石膏を注入する．

（2）シリコーンゴム印象材による連合印象法の要点

①インジェクションタイプの印象材のスペースを確保するため，支台歯等にスペーサーを置

く.

②既製トレーを用いてパテタイプの印象材で一次印象を行う.

③スペーサーを取り除き, 歯肉圧排を行う.

④インジェクションタイプの印象材をシリンジに入れ, 支台歯の歯頸部から支台歯軸面に注入する. 一次印象にもインジェクションタイプの印象材を盛り, 所定の位置まで圧接する.

⑤硬化後に歯軸方向に一気に撤去する.

⑥水洗・消毒を行う. 弾性回復を待ち, 印象体に石膏を注入する.

(3) 歯肉圧排

フィニッシュラインが歯肉縁下に形成された場合には歯肉圧排を行う. 歯肉圧排には歯肉圧排糸等による機械的圧排法, 塩化アルミニウム, 硫酸アルミニウム等の収斂作用のある薬剤をしみこませた歯肉圧排糸を用いる機械的・化学的圧排法等がある. 歯肉圧排糸を歯肉溝に挿入するときにはジンパッカーや平頭充填器等を使用する. 歯肉圧排時には上皮付着の損傷を起こさないようにする.

2) 個歯トレー印象法

①支台歯形成後に, 印象採得, 模型製作を行い, 個歯トレーと個人トレーを模型上で製作する.

②個歯トレー・個人トレーの口腔内での試適・調整を行う. 個歯トレー辺縁部が支台歯のフィニッシュラインを覆っていることが必要であり, 常温重合レジンを用いて筆積み法により適合させる.

③個歯トレー・個人トレーに接着材を塗布する.

④個歯トレーとインジェクションタイプのシリコーンゴム印象材により支台歯の印象を行う.

⑤個人トレーとレギュラータイプのシリコーンゴム印象材により歯列の印象を行う.

⑥硬化後に歯軸方向に一気に撤去する.

⑦水洗・消毒を行う. 弾性回復を待ち, 印象体に石膏を注入する.

5. 咬合採得

上下顎残存歯で安定した顎間関係が再現できる場合はワックスや咬合採得用シリコーンゴム材などの咬合採得材で咬合採得を行う. 上下顎残存歯で安定した顎間関係が再現できない場合は咬合床を用いる.

色調の選択が必要な場合にはシェードガイドを用いて**シェードテイキング**を行う. 色調選択時には, 歯を湿潤させ, 自然光下で, 距離をおいて観察する. 長時間みつめず, すみやかに選択する.

6. クラウンの完成

咬合採得後に作業用模型を咬合器に装着する. 鋳造法にて全部鋳造冠を完成させる. 陶材焼付冠ではメタルコーピングの製作後, 陶材の築盛・焼成を行う. メタルコーピングの口腔内試適を行い, そのときにシェードテイキングを行うこともある.

7. 装着

①プロビジョナルレストレーションを取り除き, 仮着用セメントを支台歯から除去する.

②コンタクトゲージ等を用いて隣接接触関係を確認・調整する. コンタクトゲージの厚さは50μm(青または緑), 110μm(黄), 150μm(赤)の3種類である. 一般的には50μmが挿入できるが110μmが挿入できない状態が望ましい.

③適合試験材等を用いて内面や辺縁の適合を確認・調整する.

④咬合紙・咬合紙ホルダー等を用いて咬合接触を確認・調整する.

⑤研磨して装着する. 仮着する場合には仮着材を使用する.

なお, メタルコーピングの口腔内試適を行うときには, 装着時と同様の手順で調整を行う.

Ⅷ CAD/CAMシステムによるクラウンブリッジの製作

スキャナーによる形状計測, CADソフトウェアによる設計, CAMソフトウェアによる加工装置のプログラミング, 加工装置による切

削加工や積層造形の各ステップにより製作する．

1. モデルスキャナーを用いる方法

通常の精密印象採得と咬合採得を行い，製作した歯型，対合歯列模型等の形状計測を行う．

2. 口腔内スキャナーを用いる方法

口腔内スキャナーで支台歯等を光学印象する（光学印象法）．咬合採得やシェードテイキングも口腔内スキャナーによって光学的に行われる．作業用模型の製作やワックス等による咬合採得が不要である．このため，感染リスクは従来の方法よりも低い．光学印象を行った日に製作・装着する場合にはプロビジョナルレストレーションは不要である．

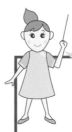

国試に出題されています！

問　45歳の女性．下顎左側小臼歯部の審美障害を主訴として来院した．CAD/CAMシステムにより製作されたクラウンの写真を示す．合着に用いるのはどれか．1つ選べ．（第31回/2022年）

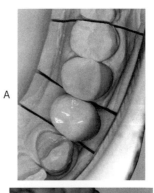

A

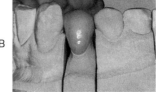

B

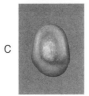

C

a. 接着性レジンセメント
b. カルボキシレートセメント
c. グラスアイオノマーセメント
d. レジン添加型グラスアイオノマーセメント

答　a

ブリッジ（固定性補綴装置）

I　ブリッジの特徴

歯の欠損部を人工歯（ポンティック）で補う補綴装置である．少数歯の欠損に用いる．ブリッジの特徴は咬合力を支台歯（残存歯またはインプラント）で負担することにある．ここでは残存歯を支台歯とする場合について記載する．

有床型ポンティックを有する可撤性ブリッジにおいても基本的には支台歯が咬合力を負担する．咬合力を負担するために支台歯には健全な歯周組織，支台歯としての強度を保つ歯質の残存，歯根の長さ等が求められる．欠損歯数に応じた支台歯数が必要となる．

ブリッジの特徴として，可撤性義歯と比べ，①天然歯に近い形態かつ固定性のため，装着感・審美性に優れる，②咀嚼能率が高い，③支台歯の削除量が多い，④修理が困難である等があげられる．

II　ブリッジの構成

1. 構成要素

支台装置，ポンティック，連結部からなる（**図6-18**）．

1）支台装置

支台装置には保持力（維持力），強度が求められる．前歯部では審美性も求められる．

（1）支台装置選択にあたって考慮すべき事項

適応部位，支台歯の状態，歯周組織の状態，咬合状態，審美性，欠損歯数，口腔清掃状態．

（2）部位からみた支台装置の選択

①前歯部

陶材焼付冠，レジン前装冠，オールセラミッククラウン，3/4クラウン，ピンレッジ等．

②臼歯部

全部金属冠，陶材焼付冠，レジン前装冠，オールセラミッククラウン，4/5クラウン，プロキシマルハーフクラウン，アンレー等．

2）ポンティック

歯の欠損を補う人工歯．喪失した歯の形態と機能を回復する．咀嚼機能と構音機能の回復，優れた審美性，良好な装着感，十分な強度，周囲組織への為害作用の最小化，良好な自浄性・清掃性が求められる．

（1）使用材料による分類

金属ポンティック，レジン前装ポンティック，陶材焼付ポンティック，オールセラミックポンティックに分類される．ポンティック基底面の材質としてはプラーク付着性，組織親和性等の点からグレージングされた陶材が適している．ジルコニアもプラーク付着性は少なくポンティック基底面に適している．吸水性やプラーク付着性の点で劣るレジンはポンティック基底面には使用しない．

（2）基底面による分類

基底面の形態は欠損部の位置，顎堤形態，装着感，審美性，清掃性等を考慮して決める（**図6-19**）．清掃性，装着感，審美性のバランスに特に配慮する．

①離底型

基底面が顎堤粘膜より離れている．清掃性に優れるが，装着感，審美性に劣る．下顎臼歯部に用いる．

②船底型

基底面が楕円形で，歯槽頂部の粘膜と点状に接触する．清掃性，審美性，装着感は良好である．下顎の前歯部，臼歯部に用いる．

③偏側型

基底面が顎堤の唇側または頬側と線状に接触し，舌側に向かうにつれて顎堤から離れる．審美性に優れ，装着感と清掃性はやや劣る．上顎の前歯部，臼歯部に用いる．

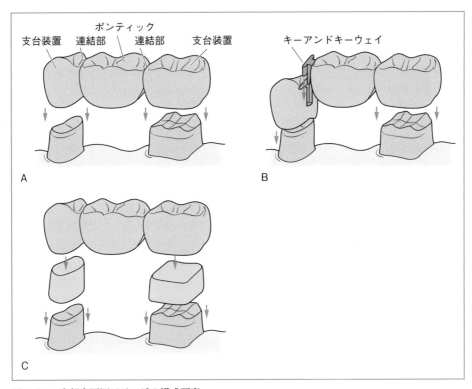

図6-18　全部金属冠ブリッジの構成要素
支台装置，連結部，ポンティックで構成されている.
A：固定性ブリッジ．固定性連結装置を用いている．B：半固定性ブリッジ．可動性連結装置はキーアンドキーウェイである．本図では支台歯が平行になっているが，支台歯の平行性が保持できない症例に用いるのが一般的である．C：可撤性ブリッジ．可撤性連結装置はテレスコープクラウンである.

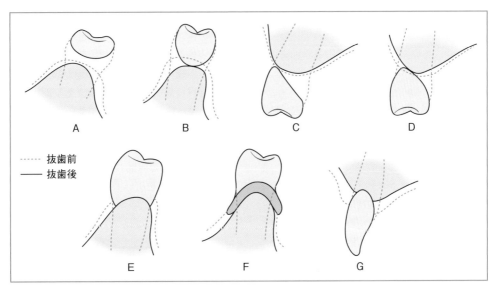

図6-19　ポンティック基底面の形態
A：離底型，B：船底型，C：偏側型，D：リッジラップ型，E：鞍状型，F：有床型，G：オベイト型

④リッジラップ型

　基底面はT字形に顎堤と接する．すなわち，顎堤の唇側または頬側で線状に，さらに舌側に向かって歯槽頂部まで帯状に接触する．審美性と装着感は優れるが，自浄性と清掃性はやや劣る．上顎の前歯部，臼歯部に用いる．

⑤鞍状型

　基底面が顎堤を鞍状に覆い，広い範囲で接触する．審美性，装着感に優れるが，自浄性，清掃性は劣る．固定性ブリッジには使用できない．可撤性ブリッジに用いる．

⑥有床型

　基底面に歯肉色の床を有し，顎堤粘膜と広く接触する．自浄性，清掃性は劣る．可撤性ブリッジに用いる．

⑦オベイト型

　球面状の基底面が顎堤粘膜の凹面に入り込み接触する．凹面は補綴前処置として外科的に形成される．審美性は優れる．清掃性は劣るため，基底面には陶材を使用する．上下顎の前歯部に用いることがある．

3) 連結部

　咬合力に耐えうる機械的強度，化学的安定性，清掃性，自浄性等が求められる．審美性，清掃性，自浄性のために適正な歯間鼓形空隙の付与が必要となる．固定性連結装置，半固定性連結装置，可撤性連結装置がある．

2. 連結方法による分類

1) 固定性ブリッジ

　支台装置とポンティックの間に固定性連結装置を用い，支台装置が支台歯と合着・接着されるブリッジ．支台歯間の平行性が確保できる症例に用いる．

　固定性連結装置はポンティックと支台装置を強固に固定するもので，強度に優れる．

①ワンピースキャスト法：支台歯とポンティックの金属部分を一塊として鋳造する方法．強度と耐食性に優れる．

②ろう付け法：ポンティックと支台装置を別個に製作後，ろう付けを行う方法．ワンピースキャスト法と比較するとブリッジの適合精度に優れるが，技工操作が煩雑で強度と耐食性

に劣る．

③CAD/CAMシステムを用いて製作する方法．

2) 半固定性ブリッジ

　ポンティックの一側が固定性連結装置で，他側が可動性連結装置（キーアンドキーウェイ，各種アタッチメント）を含んだブリッジ．支台装置は支台歯と合着・接着される．支台歯間の平行性が確保できない症例，支台歯間の保持力に差がある症例，中間支台歯のある症例等に用いる．

3) 可撤性ブリッジ

　可撤性連結をもち，ブリッジ全体またはポンティック部を可撤性とするブリッジ．顎堤吸収や欠損範囲が大きい症例に用いる．テレスコープクラウンや各種アタッチメントを用いる．

3. 支台歯と欠損部位の位置関係による分類

①中間型：欠損側の両側に支台装置，連結部があるブリッジ

②遊離端（延長）型：ポンティックの片側にのみ支台装置，連結部を有するブリッジ．

Ⅲ　支台歯形成の要点

　支台装置にふさわしい形態に支台歯を形成することが基本となるが，固定性ブリッジの製作のためには，さらに支台歯が平行であることが求められる．支台歯の平行性を確認する方法として，口腔内では平行測定用の器具（平行測定器，平行に線が引かれたミラー等）を用いる方法があり，口腔外ではサベイヤーを用いて模型上で確認する方法がある．

　支台歯の歯軸の方向が異なり，平行に形成できない場合には可動性連結装置（キーアンドキーウェイ等）を用いて半固定性ブリッジを製作する．

Ⅳ　プロビジョナルレストレーション

　支台歯・歯周組織の保護，歯列の保全や機能・審美性の回復，補綴装置の診断・治療方針の確認（補綴装置の設計判断）のために暫間的に装着するブリッジ．

詳細は，p.170を参照のこと．

Ⅴ　メインテナンス

　ブリッジを長期に機能させるための基本は，セルフケアとプロフェッショナルケアによるプラークコントロールおよび定期的な観察（リコール）である．

　連結部下部やポンティック基底面は食物残渣やプラークの付着が起こりやすい．この部の清掃には，スペースに適した歯間ブラシやスーパーフロス，デンタルフロス，タフトブラシを使用する．隣接面や歯頸部の清掃にはデンタルフロスやタフトブラシを用いる．

　リコール時には，咬耗，咬合接触の異常，辺縁（マージン）の不適合，前装部等の着色・破折，脱離・脱落等のブリッジ自体の問題とともに，支台歯のう蝕や辺縁性歯周炎等についても検査を行う．前装部修理に関しては「SECTION 4クラウン」を参照すること．

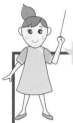

国試に出題されています！

問　40歳の女性．上顎前歯部の審美障害を主訴として来院した．オールセラミックブリッジによる治療が開始された．治療過程で用いる模型に装着した支台築造体の写真（A）とプロビジョナルレストレーションの写真（B）を示す．Bの目的はどれか．1つ選べ．（第30回/2021年）

A
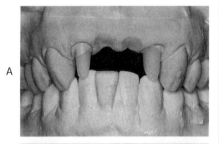

B
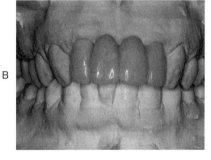

a. 歯髄の保護
b. 残存歯質の補強
c. 歯冠部の色調選択
d. 最終補綴装置の設計判断

答　d

Ⅵ編　歯の欠損と治療

インプラント義歯

Ⅰ 特徴

　現在では，インプラントは顎骨内にインプラント体を埋入する**骨内インプラント**を指し，オッセオインテグレーテッドインプラントが主流である．インプラント体およびアバットメントの材質の主流はチタンとチタン合金である．部分安定化ジルコニアも使用されている．

1．インプラント補綴の適応症

　1歯欠損から無歯顎までの欠損症例，顎骨やその周囲組織の欠損症例（顎顔面補綴）．
適応条件：全身的・精神的条件，局所的条件（骨量，骨質，咬合，口腔衛生状態等），患者の理解と認識．
　インプラント体埋入部位に十分な骨量と適切な骨質，上部構造のためのクリアランスが必要とされる．自家骨移植術，上顎洞底挙上術等の硬組織，遊離歯肉移植術等の軟組織のマネジメントが必要とされる場合がある．

2．特徴
1）長所
- ・機能（咀嚼能率等）と形態（審美性）の回復が可撤性義歯と比べて優れる．
- ・装着感が可撤性義歯と比べて優れる．
- ・ブリッジと異なり，残存歯の支台歯形成が不要である．

2）短所
- ・清掃性は可撤性義歯よりも劣る．
- ・外科的手術が必要である．
- ・治療期間が長い．
- ・高価であり，経済的負担が大きい．

3．支持形態
①**インプラント体支持（顎骨支持）**：上部構造に

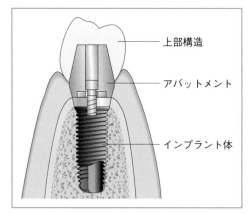

図6-20　2回法システムの基本構造

- 上部構造
- アバットメント
- インプラント体

加わる力をインプラント体周囲の骨で負担する．
②**インプラント体-粘膜支持（顎骨-粘膜支持）**：補綴装置（オーバーデンチャー）に加わる力をインプラント体周囲の骨と粘膜で負担する．

Ⅱ 構成

1．インプラントの基本構造
　インプラント体（人工歯根部），アバットメント（支台部），上部構造からなる（**図6-20**）．

2．埋入法
　1回法と2回法がある．
1）1回法
　インプラント体の埋入時に粘膜貫通部をつくる．
2）2回法
　インプラント体を顎骨内に埋入し，完全閉鎖創とする**一次手術**と粘膜貫通部を形成する**二次手術**を行う．二次手術は一次手術実施3〜6カ月後に行うのが一般的である．

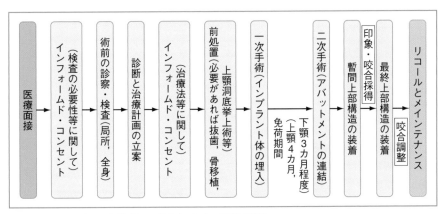

医療面接 → インフォームド・コンセント（検査の必要性等に関して）→ 術前の診察・検査（局所，全身）→ 診断と治療計画の立案 → インフォームド・コンセント（治療法等に関して）→ 前処置（必要があれば抜歯，骨移植，上顎洞底挙上術等）→ 一次手術（インプラント体の埋入）→ 免荷期間（上顎4カ月，下顎3カ月程度）→ 二次手術（アバットメントの連結）→ 印象・咬合採得 暫間上部構造の装着 → 最終上部構造の装着 咬合調整 → リコールとメインテナンス

図6-21　インプラント治療の一般的なステップ（2回法）

3. インプラント治療の一般的なステップ（図6-21）

1）一次手術

①局所麻酔・全身管理

②切開，術野の確保：粘膜骨膜弁を形成する．

③埋入窩の形成：**サージカルガイドプレート**を用いて埋入窩を形成する．骨組織の熱損傷を防ぐため，鋭利なドリルを用い，生理食塩水を十分に注水する．方向指示棒等で埋入方向等を確認しながら埋入窩を形成していく．

④インプラント体の埋入：手用のトルクレンチまたは専用エンジンを用いる．

⑤**カバースクリュー**の装着

⑥縫合：粘膜骨膜弁を元の位置に戻して縫合する．

⑦術後管理：感染防止に努める．抗菌薬，消炎鎮痛薬，含嗽剤を処方する．可撤性義歯は埋入部位に直接接触しないようにする．

2）二次手術

治癒期間経過後に二次手術を行う．①局所麻酔・全身管理，②切開，術野の確保，③カバースクリューの除去，④**ヒーリングアバットメント**の連結，⑤縫合，⑥術後管理の順に行う．

3）印象採得と咬合採得

印象採得では，インプラント体またはアバットメントの位置関係と周囲軟組織の形態を正確に記録し作業用模型上に再現するために，**印象用コーピング**を使用する．印象採得の方法にはオープントレー法とクローズドトレー法がある（**図6-22**）．印象用コーピングを印象内に取り

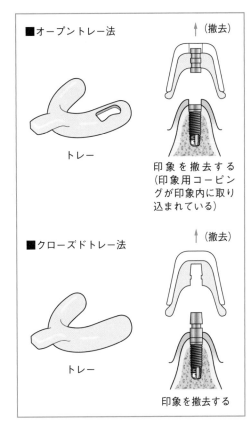

■オープントレー法　↑（撤去）

トレー

印象を撤去する（印象用コーピングが印象内に取り込まれている）

■クローズドトレー法　↑（撤去）

トレー

印象を撤去する

図6-22　オープントレー法とクローズドトレー法

込むオープントレー法は印象の寸法精度が高いが，術式は煩雑である．

咬頭嵌合位が明確で欠損歯数が少ない場合は，クラウンブリッジの咬合採得に準じて咬合採得用シリコーンゴム材等で咬合採得を行う．多数歯欠損症例では咬合床を用いて咬合採得を

行うが，咬合床がインプラントに連結されることにより咬合床の沈下が予防できる．無歯顎では全部床義歯と同じ咬合床を用いて仮の咬合採得を行い，プロビジョナルブリッジを用いて正確な咬合採得を行う．

4）上部構造の製作・装着

二次手術後に暫間上部構造の製作・装着を経て，最終上部構造を製作・装着する．

上部構造には固定性上部構造（**スクリュー固定式，セメント固定式**）と可撤性上部構造（インプラントオーバーデンチャー，可撤性ブリッジ）がある．

Ⅲ　メインテナンス

徹底的な**プラークコントロール**と**咬合管理**が必要である．感染や負担過重により，**インプラント周囲粘膜炎，インプラント周囲炎**を発症する可能性がある．上部構造の破折やスクリューの緩み等も起こることがある．そのため，上部構造とインプラント周囲組織を定期的に検査する．口腔内検査とともにエックス線画像による検査も行い，骨吸収の有無を確認する．

メインテナンスにあたっては適切なプラークコントロールを行うとともに，インプラント体やインプラント周囲粘膜に損傷を起こさないよう配慮する．インプラント周囲のプロービングを行う際には，侵襲を与えないようにプラスチックプローブを用いて軽圧で行う．軟らかな歯ブラシ，タフトブラシ，ワイヤー部がプラスチック製またはナイロンでコーティングされた歯間ブラシ，スーパーフロス，デンタルフロスを適宜選択し，使用方法を指導する．インプラント体表面に歯石が沈着した場合には，カーボンファイバーやチタン製あるいはプラスチック製のハンドスケーラーを使用する．

Ⅳ　デジタルソリューションによるインプラント治療

CAD/CAMによるサージカルガイドプレートの製作，印象用コーピングの口腔内デジタル光学印象・咬合採得，CAD/CAMによる上部構造の製作等が行われる．

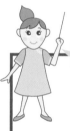

国試に出題されています！

問　70歳の女性．インプラント義歯のメインテナンスのため来院した．歯科医師より歯科保健指導を行うよう指示を受けた．口腔内写真を示す．矢印の部位の口腔清掃用具として推奨するのはどれか．1つ選べ．（第30回/2021年）

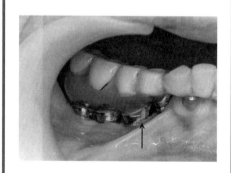

a.　粘膜ブラシ
b.　義歯用ブラシ
c.　タフトブラシ
d.　スポンジブラシ

答　c

■文献

1) 全国歯科衛生士教育協議会. 歯科衛生学教育コア・カリキュラム―教育内容ガイドライン―2018年度改訂版. 2018.
2) 全国歯科衛生士教育協議会監修. 最新歯科衛生士教本　歯科衛生学総論. 医歯薬出版, 2012.
3) 全国歯科衛生士教育協議会監修. 最新歯科衛生士教本　歯科予防処置論・歯科保健指導論, 第2版. 医歯薬出版, 2020.
4) 全国歯科衛生士教育協議会監修. 最新歯科衛生士教本　歯科衛生士と法律・制度, 第3版. 医歯薬出版, 2018.
5) 厚生労働省. 健康日本21（第二次）目標項目一覧. https://www.mhlw.go.jp/file/05-Shingikai-10601000-Daijinkanboukouseikagakuka-Kouseikagakuka/0000166300_1.pdf　2022年8月26日アクセス.
6) 全国歯科衛生士教育協議会監修. 最新歯科衛生士教本　歯科医療倫理, 第2版. 医歯薬出版, 2014.
7) 全国歯科衛生士教育協議会監修. 最新歯科衛生士教本　歯科診療補助論, 第2版. 医歯薬出版, 2017.
8) 全国歯科衛生士教育協議会監修. 最新歯科衛生士教本　臨床検査. 医歯薬出版, 2012.
9) 全国歯科衛生士教育協議会監修. 最新歯科衛生士教本　歯科放射線. 医歯薬出版, 2009.
10) 全国歯科衛生士教育協議会監修. 最新歯科衛生士教本　歯の硬組織・歯髄疾患　保存修復・歯内療法. 医歯薬出版, 2010.
11) 千田　彰ほか編. 保存修復学, 第7版. 医歯薬出版, 2019.
12) 全国歯科衛生士教育協議会編. 最新歯科衛生士教本　歯周病学, 第2版. 医歯薬出版, 2015.
13) 村上伸也ほか編. 臨床歯周病学, 第3版. 医歯薬出版, 2020.
14) 全国歯科衛生士教育協議会監修. 最新歯科衛生士教本　咀嚼障害・咬合異常1　歯科補綴, 第2版. 医歯薬出版, 2020.
15) 赤川安正ほか編. 歯学生のためのパーシャルデンチャー, 第6版. 医歯薬出版, 2018.
16) 矢谷博文ほか編. クラウンブリッジ補綴学, 第6版. 医歯薬出版, 2021.
17) 全国歯科技工士教育協議会編. 最新歯科技工士教本　有床義歯技工学. 医歯薬出版, 2017.
18) 全国歯科技工士教育協議会編. 最新歯科技工士教本　歯冠修復技工学. 医歯薬出版, 2017.
19) 川和忠治ほか編. クラウンブリッジ補綴学, 第3版. 医歯薬出版, 2004.
20) 総山孝雄ほか編. 新編　窩洞形成法. 永末書店, 1997.

歯科衛生士国家試験ポイントチェック③
歯科衛生士概論／臨床歯科医学1
令和4年版出題基準準拠　　　　　　　ISBN978-4-263-42306-6

2023年3月20日　第1版第1刷発行

編　集　歯科衛生士国家試験
　　　　対　策　検　討　会
発行者　白　石　泰　夫
発行所　医歯薬出版株式会社
〒113-8612　東京都文京区本駒込1-7-10
TEL.（03）5395-7638（編集）・7630（販売）
FAX.（03）5395-7639（編集）・7633（販売）
https://www.ishiyaku.co.jp/
郵便振替番号 00190-5-13816

令和4年版出題基準準拠

『歯科衛生士国家試験 ポイントチェック』シリーズ

全5巻

① 人体の構造と機能／歯・口腔の構造と機能／
疾病の成り立ち及び回復過程の促進

ISBN978-4-263-42304-2　定価 2,970 円（本体 2,700 円＋税）

② 歯・口腔の健康と予防に関わる人間と社会の仕組み

ISBN978-4-263-42305-9　定価 2,310 円（本体 2,100 円＋税）

③ 歯科衛生士概論／臨床歯科医学　1

（歯科衛生士概論／臨床歯科総論／歯・歯髄・歯周組織の疾患と治療／
歯の欠損と治療）

ISBN978-4-263-42306-6　定価 2,420 円（本体 2,200 円＋税）

④ 臨床歯科医学　2

（顎・口腔領域の疾患と治療／不正咬合と治療／小児・高齢者・障害
児者の理解と歯科治療）

ISBN978-4-263-42307-3　定価 2,420 円（本体 2,200 円＋税）

⑤ 歯科予防処置論／歯科保健指導論／歯科診療補助論

ISBN978-4-263-42308-0　定価 3,300 円（本体 3,000 円＋税）

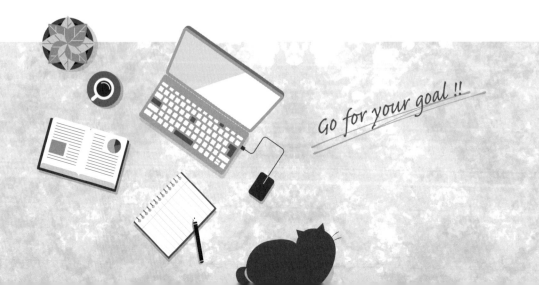

Go for your goal !!